L. HALLION

LA PRATIQUE
DE
L'OPOTHÉRAPIE

Principes, Indications, Posologie

MASSON ET CIE, ÉDITEURS
LIBRAIRES DE L'ACADÉMIE DE MÉDECINE
BOULEVARD SAINT-GERMAIN, PARIS (VI°)

LA PRATIQUE DE L'OPOTHÉRAPIE

LA PRATIQUE

DE

L'OPOTHÉRAPIE

PRINCIPES

INDICATIONS, POSOLOGIE

PAR

M. L. HALLION

Directeur adjoint du Laboratoire de Physiologie pathologique
des Hautes Études,
Professeur remplaçant au Collège de France.

PARIS

MASSON ET Cie, ÉDITEURS

LIBRAIRES DE L'ACADÉMIE DE MÉDECINE

120, BOULEVARD SAINT-GERMAIN

1911

LA PRATIQUE
DE
L'OPOTHÉRAPIE

I

PRINCIPES GÉNÉRAUX DE L'OPOTHÉRAPIE

I. — LES PRODUITS CELLULAIRES SPÉCIFIQUES

Les matières premières de l'opothérapie sont les produits cellulaires spécifiques.

Chacun des tissus et, par suite, chacun des organes du corps, possède une composition qui lui est propre ; autrement dit, à la *spécificité anatomique* est liée une *spécificité chimique* ; autant d'espèces anatomiques, autant de substances différentes, correspondant à chacune d'elles. Parmi ces substances, il en est bien peu qui soient définies, bien peu que l'on ait isolées, ou même que nous sachions reconnaître par des réactions chimiques spéciales. Il n'y a même guère que l'adrénaline qui soit dans ce cas ; l'iodothyrine, que l'on range quelquefois dans la classe des produits définis, n'y rentre pas à vrai dire, puisque sa teneur en iode est variable.

Et cependant il existe certainement beaucoup de produits cellulaires spécifiques. *Il en existe au moins autant qu'il y a d'organes distincts* : la couleur, l'odeur caractéristiques de chaque organe suffiraient déjà à l'attester, sans parler des effets physiologiques particuliers par lesquels l'expérimentateur sait caractériser un certain nombre d'extraits. Il y a même dans certains organes, sinon dans tous, *plusieurs* substances spécifiques juxtaposées ; l'histologie fine et la physiologie le démontrent.

Considérons une cellule glandulaire quelconque, nous y pouvons distinguer deux sortes de substances spécifiques : d'une part celles qui constituent son *protoplasma,* sa charpente, d'autre part les produits de sa *sécrétion.* Ces derniers, avant de revêtir la forme définitive, traversent des stades successifs de différenciation ; le produit définitif a pour précurseur un préproduit qui n'a pas encore acquis toutes ses propriétés, mais qui est tout prêt à les acquérir par une modification rapide et facile.

Contentons-nous de ces données. Une cellule glandulaire contient comme éléments spécifiques : 1° les matériaux de structure ; 2° les *préproduits* de sécrétion, dont la cellule possède une réserve ; 3° les produits de sécrétion parachevés, qui sont peu abondants, parce qu'ils quittent la cellule au fur et à mesure de leur formation.

Ce schéma est valable pour les glandes à sécrétion externe, qui déversent leur suc au dehors. Il l'est aussi pour les glandes à sécrétion interne, qui déversent leur suc dans le sang. Il l'est enfin pour les cellules des autres organes, ceux-ci possédant tous la fonction de sécrétion interne à un certain degré.

En définitive, à toute espèce cellulaire correspondent des substances spécifiques. Or, toutes les substances spécifiques peuvent logiquement prétendre, comme nous allons le voir, à une action opothérapique.

II. — LES MÉCANISMES D'ACTION DE L'OPOTHÉRAPIE

Bien que toute classification soit plus ou moins arbitraire, on peut distinguer plusieurs sortes d'actions opothérapiques. On est autorisé actuellement à reconnaître à l'opothérapie quatre sortes d'effets, qui tantôt sont isolés, dissociés, et tantôt se superposent, s'associent entre eux.

1° **Opothérapie substitutive.** — Considérons tout d'abord le type le plus parfait, à divers égards, des médicaments opothérapiques, l'extrait thyroïdien.

Cet extrait contient, entre autres éléments spécifiques, la matière colloïde, produit de sécrétion de la glande. Par l'opothérapie, on met en circulation ce produit dans l'organisme, comme le ferait la glande elle-même par sécrétion. L'opothérapie peut donc *se substituer* à la fonction thyroïdienne normale. C'est pourquoi l'on peut proposer, pour ce cas et les cas similaires, le terme *d'opothérapie substitutive.*

Tous les autres organes ont, suivant toute vraisemblance, une fonction de sécrétion interne plus ou moins importante; tous contiennent dans leur tissu une plus ou moins grande réserve de leur produit de sécrétion ; tous peuvent prétendre, par suite, à jouer par leurs extraits un rôle de substitution à l'égard d'une sécrétion interne ; en un mot, ce que nous avons dit du corps thyroïde peut être généralisé. Toutefois, en fait, l'exemple du corps thyroïde est de beaucoup le plus typique ; il l'est même à un degré exceptionnel. Quand on étudie, en effet, d'autres glandes à sécrétion interne, même très bien caractérisées, telles que les surrénales et l'hypophyse, on constate que leurs extraits ne peuvent pas, dans une mesure vraiment appréciable, remplacer directement la fonction de l'organe correspondant. Ce fait pourrait recevoir des explications diverses suivant les cas. Contentons-nous de faire observer ceci : c'est que, seul, entre toutes les glandes vasculaires sanguines, le corps thyroïde renferme une très abondante réserve de son produit de sécrétion dans un état stable et parachevé ; c'est pour cela, sans doute, qu'il se prête mieux que tout autre organe à l'opothérapie substitutive.

Il ne faudrait pas croire, comme on aurait tendance à le faire, que l'action substitutive soit en réalité le principal mécanisme de l'opothérapie. En réalité, *ce n'est pas en suppléant une fonction de sécrétion interne* que l'opothérapie agit principalement : c'est par d'autres mécanismes qu'il nous reste à examiner.

2° **Opothérapie homostimulatrice.** — Revenons à l'extrait thyroïdien. Il est démontré qu'en dehors de son rôle de remplaçant éventuel vis-à-vis du corps thyroïde absent, il exerce, sur le corps thyroïde resté en place, surtout quand celui-ci fonctionne imparfaitement, *une action stimulante et réparatrice* que l'on peut s'expliquer de la manière suivante.

L'extrait thyroïdien contient des substances spécifiques diverses ; ce sont, indépendamment de la matière colloïde, les substances que le corps thyroïde a seul la spécialité d'élaborer, et qu'il emploie soit à l'édification de sa trame protoplasmique, soit à la préparation de son produit de sécrétion. Ces substances, quand elles sont introduites dans la circulation, il semble que le corps thyroïde les reconnaît comme siennes ; il a pour elles une affinité spécifique, il les retient, il les utilise, et, — puisqu'il les reçoit déjà tout élaborées, — il les fait servir très commodément soit à sa réparation, soit à sa fonction.

Les organes les plus divers sont, de même, stimulés et réconfortés par les extraits qui leur correspondent, et l'interprétation que nous venons de proposer leur est applicable.

Quoi qu'il en soit de l'interprétation, on peut dire que d'une façon générale, *un extrait d'organe, administré à dose convenable, exalte électivement, chez le sujet qui le reçoit, les aptitudes fonctionnelles de l'organe du même nom.* C'est là un fait sur lequel A. Gilbert et P. Carnot avaient appelé l'attention, notamment pour expliquer les résultats de l'opothérapie hépatique. J'ai insisté à mon tour sur son importance et sa généralité.

Sans parler de l'expérience clinique, un grand nombre de faits démontrent qu'il s'agit là d'une loi. Ces faits concernent le corps thyroïde (Ballet et Enriquez), les surrénales (Caussade, Oppenheim, Loeper), l'hypophyse (Rénon et Delille, Guerrini), l'estomac (Frouin), le duodénum (Enriquez et Hallion). Des expériences fort intéressantes de P. Carnot et Deflandre ont aussi montré que certains tissus, surtout quand ils sont en voie de croissance ou de régénération, contiennent et sécrètent des substances qui, injectées, stimulent électivement la cytopoïèse dans les tissus de même nom ; c'est le cas pour la moelle osseuse, pour le rein et sans doute pour tout autre organe.

Ainsi, l'opothérapie, par l'extrait d'un organe donné, tend à restaurer fonctionnellement et même anatomiquement ce même organe chez le malade traité ; envisagée à ce point de vue, on peut l'appeler opothérapie *directe* (L. Rénon et A. Delille). Je trouverais plus significatif le terme d'opothérapie *homorestauratrice* ou *homostimulatrice*.

Bien entendu, cette action de l'opothérapie sur un organe donné a des conséquences secondaires multiples, puisque cet organe lui-même en commande beaucoup d'autres.

Notons encore que l'action stimulatrice et restauratrice à laquelle nous faisons allusion suppose nécessairement que l'organe auquel s'adresse l'opothérapie n'est pas totalement, irrémédiablement détruit au moment où le traitement intervient; l'anéantissement complet d'un organe est d'ailleurs rare en pathologie.

3° **Opothérapie symptomatique.** — Certains extraits d'organes ont des propriétés que nous pouvons considérer en elles-mêmes et utiliser pour elles-mêmes, comme nous faisons pour les propriétés de certains extraits végétaux. Ainsi, tel extrait doué d'une action sédative ou cardiotonique pourra nous servir, au même titre que l'opium ou la digitale, à réprimer certains désordres; ainsi, en cas d'hémorragie, nous utiliserons l'extrait surrénal tout simplement parce qu'il est vaso-constricteur, comme nous utiliserions toute autre drogue vaso-constrictive.

Nous remédions ici à un trouble morbide, à un symptôme par une médication qui le supprime. Nous faisons alors ce que l'on peut appeler de l'opothérapie *symptomatique*.

4° **Opothérapie régulatrice.** — Il semble que l'action produite par un extrait opothérapique sur l'organe correspondant ne soit pas toujours et nécessairement une excitation; parfois, au contraire, quand la fonction de l'organe est surexcitée, il arrive que l'opothérapie, surtout à petites doses, la réfrène, jouant ainsi un rôle régulateur. Ce fait, qui est à la vérité inconstant et dont les conditions ne sont pas bien connues, n'a pas reçu d'explications physiologiques véritablement satisfaisantes ; son mécanisme reste à élucider.

III. — LES MODALITÉS DE LA MÉTHODE

Suivant la voie d'introduction du produit opothérapique et la manière de le préparer, la méthode comporte diverses modalités que nous allons examiner rapidement.

Injection ou ingestion. — Quand on pratique l'opothérapie par injections hypodermiques, on utilise des macérations aseptisées par filtration sur bougie, dont l'excipient est d'ordinaire, suivant la méthode de Brown-Séquard et d'Arsonval, une solution glycérinée. Il a été reconnu que cette méthode n'offrait, contrairement à ce qu'on avait d'abord assez logiquement pu croire, à peu près aucun avantage, tandis que ses inconvénients sont multiples. Ingérés au lieu d'être injectés, les produits opothérapiques se sont montrés nettement actifs ; par la voie digestive, ils s'absorbent, il est vrai, un peu moins rapidement que par la voie hypodermique, mais cela n'a pas d'importance, car le processus opothérapique est lent, en général, quoi qu'on fasse, et on ne peut, même par injection, à dose thérapeutique, se flatter d'obtenir des effets immédiats.

Ce qui avait surtout engagé, au début de la méthode opothérapique, à procéder par injection, c'est qu'on avait supposé que les substances actives, introduites par ingestion, risqueraient de se détruire dans le tube digestif. Cette crainte était explicable *a priori* ; mais heureusement l'expérience a prouvé qu'elle était illusoire. La digestion ne peut sans doute que modifier, dans une certaine mesure, les substances spécifiques d'origine animale, mais elle laisse assurément — les résultats thérapeutiques et différents faits expérimentaux le démontrent — subsister certains groupements moléculaires, supports résistants de la spécificité anatomique, que seule l'opothérapie utilise.

Il n'est pas impossible, en outre, que la digestion soit parfois utile, en empêchant le produit opothérapique de faire office d'antigène, c'est-à-dire de susciter la production d'anticorps et d'anaphylactiser.

Soit, par exemple, la substance thyroïdienne du mouton, ou du cheval, ou du bœuf. Si nous l'introduisons directement dans le sang de l'homme, elle engendre deux sortes d'effets : en tant que substance thyroïdienne, elle exerce l'action opothérapique ; mais en tant que substance étrangère à l'espèce humaine, elle tend à produire cette intoxication d'où résulte la formation d'anticorps. De ces deux actions, la deuxième ne peut être que nuisible ; or la digestion préalable la supprime, et c'est un bien. Quant à la première, seule désirable, il est avéré que la digestion gastro-intestinale la laisse subsister, et c'est ce qui importe.

Organes frais et organes desséchés. — L'opothérapie peut être réalisée par ingestion d'orga·es frais ou d'organes desséchés.

Dans le premier cas, il y a deux façons principales de procéder. La quantité voulue d'organe cru ayant été réduite en pulpe par raclage ou au moyen d'une râpe, puis débarrassée des fibres et de la graisse apparentes, on fait ingérer au malade soit de la pulpe telle quelle, délayée au besoin dans une boisson (d'une température inférieure à 50°) soit le liquide de macération qu'on obtient par décantation et tamisage sur étamine, après avoir mis cette pulpe, pendant plusieurs heures, dans une glacière ou tout au moins dans un endroit très frais, en présence d'une quantité au moins égale d'eau salée à 7 ou 9 pour 1 [illegible], stérilisée au préalable par ébullition.

Sauf dans quelques cas spéciaux, relatifs à l'opothérapie hépatique et rénale, ce mode de médication est aujourd'hui peu usité, en raison des inconvénients et des incommodités qu'il comporte, et que nous rappellerons brièvement.

Il faut avoir toute certitude que l'organe est parfaitement frais, et pour cela le faire quérir à l'abattoir ; il faut que cet organe soit sain et vérifié comme tel ; il faut qu'aucune méprise anatomique ne soit commise, sous peine d'administrer, par exemple, des ganglions lymphatiques, ou du thymus, ou de la glande sous-maxillaire, au lieu de corps thyroïde, comme c'est souvent le cas ; il faut que les préparations (pulpage, macération, etc., s'il y a lieu) soient faites consciencieusement, avec le degré d'asepsie indispensable.

Autre point : chaque jour c'est un animal nouveau qui fournit l'organe voulu ; or, il peut exister, entre les sucs d'organe, des différences individuelles d'activité, parfois de toxicité, qui ne s'annulent par compensations mutuelles que si l'on mélange ensemble les pulpes d'un grand nombre d'organes similaires. Cette dernière condition n'est pas remplie quand on utilise un organe frais. Elle l'est, au contraire, dans la fabrication des extraits secs.

Somme toute, les extraits secs, pourvu qu'ils aient été préparés avec tout le soin requis, avec une technique rationnelle ayant fait ses preuves, ont toute l'activité opothérapique désirable. Ajoutons, avec P. Carnot, que l'effet moral produit sur le malade, et qui n'est négligeable pour aucun moyen thérapeutique, peut différer du tout au tout, suivant que le médicament provient du pharmacien ou du tripier.

Il y a deux grandes catégories d'extraits secs qu'il nous faut comparer.

Extraits totaux et extraits partiels. — On appelle extrait opothérapique *total*, ou simplement poudre d'organe, celui qui contient la totalité de l'organe, sauf l'eau.

Convenablement préparé, l'extrait sec renferme, dans un état précieux de stabilité, les principes efficaces de l'organe frais.

On a utilisé, pour l'opothérapie, des extraits *partiels* d'organes. Que faut-il penser de cette méthode d'une manière générale ?

Diverses sortes d'extraits partiels. — Le mot partiel peut s'entendre de deux façons : anatomique ou chimique.

D'une part, en effet, certains organes sont anatomiquement constitués par deux parties dont la composition est différente et dont on peut faire des extraits séparés. Telle est la surrénale, avec sa portion corticale et sa portion médullaire : telle aussi l'hypophyse, avec ses deux lobes. Pratiquement, toutefois, il est à peu près impossible de recueillir à la fois intégralement, c'est-à-dire sans déchets capables de fausser quantitativement les résultats, une seule de ces parties distinctes.

D'un autre côté, par des procédés chimiques, on peut dissocier dens la pulpe d'un tissu plusieurs extraits doués de propriétés physiologiques différentes ; on peut même dans certains cas, très rares, il est vrai, isoler des composants chimiquement définis, tels que l'adrénaline.

Ces dissociations sont très intéressantes au point de vue physiologique et il est permis de croire que la thérapeutique en tirera quelque jour profit ; mais ce profit sera peut-être moins grand qu'on ne le pourrait supposer à première vue : nous allons dire pourquoi.

Extraits dits actifs et inactifs. — Les physiologistes, qui ont étudié à certains points de vue divers extraits d'organes, ont distingué des extraits partiels actifs et d'autres inactifs.

Même l'extrait total de certains organes, tout en contenant des matériaux spécifiques, est qualifié parfois d'inactif. Mais il ne faut pas accorder à ces termes une signification absolue ; le physiologiste entend qu'un produit est actif ou inactif à tel et tel points de vue qu'il a étudiés : au point de vue des effets circulatoires immédiats, par exemple, et dans les conditions expérimentales qu'il a pu réaliser. En réalité, il est infiniment probable que *tout extrait d'organe,* pourvu qu'il contienne des substances spécifiques, possède une activité propre, au moins vis-à-vis de l'organe homologue.

C'est pourquoi, *dans l'état actuel de nos connaissances,* nous pensons, avec la plupart des auteurs qui se sont occupés de cette question, notamment Gilbert et Carnot, que l'extrait total doit être préféré. Dépouiller, sans raison majeure, un extrait total d'une partie de ses matériaux spécifiques, c'est, en général, courir le risque de supprimer ou d'amoindrir certaines de ses propriétés, bien ou mal connues. Si l'on veut utiliser l'ensemble de ces propriétés, il vaut mieux, par conséquent, employer l'extrait total; or, ce dernier cas est le plus fréquent, comme je vais essayer de le montrer.

Cas de l'opothérapie substitutive. — Considérons l'opothérapie que nous avons appelée substitutive et qui a pour objet de remplacer une sécrétion interne par l'introduction artificielle du produit de cette sécrétion. Dans le cas où l'organe sécréteur est insuffisant, il l'est généralement dans tout son ensemble et *toutes* les substances dont il est le producteur sont dès lors en déficit simultanément ; c'est donc à l'opothérapie *totale* qu'il conviendra logiquement de recourir.

Considérons un autre cas, assurément possible, où l'organe, électivement altéré dans une seule de ses attributions fonctionnelles, ne montrerait qu'un déficit sécrétoire parcellaire, portant sur une seule des substances dont se compose normalement sa sécrétion.

Il serait théoriquement suffisant, en pareil cas, de recourir à une opothérapie partielle appropriée. Mais cela serait-il facile, et cela serait-il indispensable?

En réalité, ce serait bien difficile, car cela supposerait à la fois une singulière précision de diagnostic et une singulière précision thérapeutique, toutes deux irréalisables actuellement.

Heureusement, en pratique, ce n'est pas indispensable ; et l'on peut même se demander si ce serait bien utile. Nous supposons ici que la glande malade, affectée d'une insuffisance partielle systématique, sécrète encore normalement un produit A, mais ne sécrète plus un produit B. Par l'opothérapie totale, nous procurons, il est vrai, à l'organisme, en même temps que le produit B dont il manque, un certain excès du produit A dont il n'a pas besoin. Le produit

A sera donc plutôt en excès. Est-ce un grand mal?

Non, car il existe en nous, pour les produits de sécrétion interne en circulation, comme pour le sucre du sang, un système régulateur, parfaitement capable d'entrer en jeu quand un léger excès tend à se manifester.

Il doit être plus facile à l'organisme de réfréner une fonction dont le mécanisme est normal, que de faire appel à une fonction dont le mécanisme est altéré; il doit lui être plus facile, autrement dit, de pallier l'excès du produit A que le défaut du produit B.

Pour ces raisons, il y a lieu d'admettre que même dans le cas schématique considéré ci-dessus, où l'opothérapie partielle serait logiquement suffisante, l'opothérapie totale, à dose non excessive, n'a pas d'inconvénients bien appréciables.

Cas de l'opothérapie homostimulatrice et de l'opothérapie symptomatique. — Si nous considérons l'opothérapie que nous avons appelée homostimulatrice ou homorestauratrice, nous pouvons faire un raisonnement du même ordre dans l'hypothèse que nous envisageons: celle d'une insuffisance fonctionnelle dissociée. Le produit opothérapique qui correspond à l'organe lésé représente en quelque sorte, pour ce dernier, un excitant et un aliment électifs; si nous apportons à l'organe un aliment plus complet qu'il ne serait rigoureusement nécessaire, il lui sera facile d'opérer le choix voulu et de s'assimiler précisément les substances qui lui font défaut.

Il n'y a qu'une circonstance où nous pouvons, sans aucun risque d'erreur, substituer un extrait partiel à un extrait total ; c'est quand nous faisons de l'opothérapie purement symptomatique, car il nous suffit alors que l'extrait — partiel ou total, peu importe, — ait la propriété requise pour agir à l'encontre du désordre visé. Par exemple, quand on emploie l'adrénaline comme vaso-constricteur local, elle agit tout aussi bien qu'un extrait surrénal total. Il faut dire que cet exemple est peut-être le seul à citer. Mais quand on emploie l'adrénaline ou l'extrait total à l'usage non plus externe, mais interne, en vue de produire un effet vaso-constricteur non plus localisé, mais général, c'est en réalité l'opothérapie homostimulatrice que l'on fait surtout entrer en jeu (Voy. O. Surr., p. 34) ; on ne fait déjà plus là d'opothérapie symptomatique, et l'extrait total reprend ses droits.

Conclusion générale. — En somme, il ne paraît guère y avoir d'inconvénient, dans aucun cas, à employer des extraits totaux. Par contre, dans l'état actuel de nos connaissances, on pourrait s'exposer, en employant des extraits partiels, à pratiquer une médication parfois inutile, souvent insuffisante. Ces données ne sont peut-être pas définitives, mais il faudra de nouveaux progrès de la physiologie, de la chimie et de la clinique pour en restreindre la généralité.

Quel avantage pourrions-nous invoquer, actuellement, en faveur des extraits partiels ?

Dira-t-on qu'il peut y avoir profit à obtenir, par

des extractions, un produit actif sous un faible volume ? Cela ne serait en réalité désirable que dans peu de cas ; en effet, la plupart des extraits totaux jouissent déjà, sous un faible volume, de l'activité voulue.

Dira-t-on que des extraits partiels seraient mieux définis et par là plus faciles à doser ? Non, car l'obtention de ces extraits n'est pas assez bien réglée pour cela ; c'est, au contraire, l'extrait total qui, bien préparé, bien conservé, est le plus fixe dans son activité. Même une substance chimiquement isolée, l'adrénaline, en solution, présente des différences d'activité en rapport soit avec son degré de pureté initiale, soit avec son degré d'altération ultérieure.

Quant aux extraits partiels résultant de la division anatomique d'un organe, leur activité est aussi plus variable que celle de l'extrait total, à cause de l'impossibilité pratique où l'on se trouve de séparer exactement l'un de l'autre les deux tissus juxtaposés.

Les données qui précèdent seront peut-être modifiées dans l'avenir par l'apport de faits nouveaux ; des recherches sur les extraits partiels et sur les composés définis restent intéressantes à poursuivre. Mais en attendant les progrès ultérieurs de la physiologie, de la chimie et de la clinique, ce sont les extraits totaux qui méritent actuellement la préférence dans la pratique de l'opothérapie.

II

PROPRIÉTÉS DES DIVERS ORGANES ET DE LEURS EXTRAITS

Nous résumerons ici, d'une façon aussi sommaire que possible, les notions de physiologie normale et pathologique qu'il est le plus nécessaire de connaître pour comprendre les principales indications auxquelles répondent les extraits d'organes divers.

O. biliaire. — Quand la bile est sécrétée en quantité insuffisante, l'extrait biliaire, ingéré, tend à la suppléer ; mais il fait mieux encore, il stimule la sécrétion naturelle déficiente. C'est, en effet, *le meilleur des cholagogues connus.*

Rappelons que la bile exerce, dans l'intestin, un rôle digestif portant principalement sur les graisses, un rôle excito-moteur sur la musculature intestinale, que j'ai constaté expérimentalement avec Nepper, enfin un rôle antiputride et antitoxique.

PRINCIPALES INDICATIONS : lithiase biliaire, constipation, entérite muco-membraneuse (p. 86, 57, etc.).

O. cutanée. — L'opothérapie cutanée a été employée dans certaines dermatoses et contre l'amaigrissement.

O. duodénale. — Dans l'ensemble de l'opothérapie entérique, j'ai proposé d'individualiser l'extrait duodénal (eukinase), parce que, d'après des données certaines, le duodénum possède une personnalité physiologique, et par suite une personnalité pathologique, des mieux caractérisées.

NOTIONS PHYSIOLOGIQUES. — Le duodénum possède une sécrétion externe ; il déverse dans l'intestin le suc duodénal. Celui-ci renferme deux ferments bien spéciaux : d'une part, l'érepsine, ferment des albumoses ; d'autre part l'entérokinase, ferment découvert par Pawlow et bien étudié par Delezenne, qui active le ferment protéolytique du suc pancréatique.

Le duodénum possède aussi une sécrétion interne, découverte par Bayliss et Starling. Celle-ci entre en jeu quand une solution acide (normalement le contenu gastrique) arrive au contact de la muqueuse duodénale. A ce moment, dans la profondeur de cette muqueuse, une substance spécifique, la *sécrétine*, est sécrétée dans le sang ; puis, entraînée par la circulation, elle va exciter électivement la sécrétion des trois sucs nécessaires à la digestion intestinale, savoir : le suc pancréatique, la bile et le suc duodéno-intestinal. Ajoutons que d'après mes recherches avec Enriquez, la muqueuse duodénale produit un excitant péristaltique, agissant sur la musculature de l'intestin.

Le duodénum possède donc une individualité physiologique et chimique. Il ne peut manquer, dès lors, d'avoir une individualité pathologique, malheureusement mal dégagée encore dans ses caractères. (Voyez duodénale-insuffisance, p. 64.)

But de l'opothérapie duodénale. — Les visées de l'opothérapie duodénale sont :

1° Suppléer le suc duodénal en déficit ;

2° Surtout stimuler et réconforter l'organe (notamment pour favoriser la production de la sécrétine), en profitant de l'action stimulante, élective, que l'extrait duodénal exerce sur la muqueuse duodénale, action conforme aux principes généraux de l'opothérapie et que nous croyons, Enriquez et moi, avoir d'ailleurs constatée expérimentalement ;

3° Par l'intermédiaire de la production de la sécrétine, renforcer les sécrétions biliaire, pancréatique et intestinale ;

4° Stimuler le péristaltisme de l'intestin.

Principales indications : Dyspepsies intestinales, auto-intoxications intestinales, certaines constipations, duodénale insuffisance (Voy. p. 68, 46).

O. entérique. — La muqueuse intestinale, en dehors du duodénum, joue un rôle sécrétoire relativement réduit ; elle est surtout préposée à l'absorption ; elle remplit aussi une fonction anti-toxique. Nous avons tout à l'heure indiqué des substances qui sont spéciales au duodénum. Ajoutons ici que la muqueuse intestinale renferme des produits qui abaissent la pression artérielle, d'autres qui coagulent le sang, et enfin divers ferments des sucres ; mais il ne semble pas que ces propriétés entrent beaucoup en ligne de compte dans l'opothérapie entérique.

Celle-ci se propose une action excito-sécrétoire et peut-être motrice sur l'intestin.

Principales indications : comme pour l'opothérapie duodénale (p. 19).

O. gastrique. — La muqueuse gastrique sécrète, en même temps que de l'acide chlorhydrique, le ferment pepsine, qui digère l'albumine, et le ferment lab ou présure, qui coagule la caséine, sans parler d'autres ferments moins importants. On y trouve aussi une « hormone péristaltique » (Zuelzer).

Il est intéressant de savoir que le suc gastrique possède une action excito-sécrétoire sur l'estomac, alors même qu'il est introduit dans l'organisme par une autre voie que la voie stomacale (Frouin). Aussi l'opothérapie gastrique se propose-t-elle d'exercer cette action stimulante sur la sécrétion de l'estomac plus encore que de remplacer cette sécrétion par l'apport artificiel du suc digestif.

O. hépatique. — L'opothérapie se propose beaucoup moins de suppléer le foie malade en introduisant dans l'organisme les produits tout élaborés d'un foie normal que d'apporter à la cellule hépatique des matériaux de stimulation et de reconstitution.

Complexité physiologique et chimique du foie.

— Outre la sécrétion de la bile dont il a été question plus haut (Voyez O. biliaire) le foie remplit des fonctions très diverses et d'une haute importance.

C'est lui, principalement, qui tour à tour soustrait ou fournit du *sucre* au sang, de manière à maintenir constant le taux de la glycémie.

Il contribue pour beaucoup au métabolisme des *matières azotées* ; à ce titre il est le grand producteur de l'urée.

Il participe aussi au métabolisme des *graisses*.

Il agit sur la *coagulabilité du sang*.

N'oublions pas, enfin, son rôle *antitoxique*, qui préserve l'organisme de l'auto-intoxication d'origine intestinale.

La complexité chimique de la substance du foie est en rapport avec la multiplicité des fonctions hépatiques. On y trouve d'une part tous les stades de transition que traversent la matière azotée (depuis l'albumine et la nucléo-albumine jusqu'aux *purines*, à l'acide urique et à l'urée), les hydrates de carbone (glycogène), les graisses (lécithine, éthers, etc.). On y trouve d'autre part des ferments, agents des transformations précédentes : protéases, nucléases, ferment uricolytique, etc.

Toutes les fonctions du foie peuvent devenir insuffisantes parallèlement ; mais il arrive aussi que l'une d'elles soit seule affectée ; parfois même il y a suractivité de l'une coïncidant avec une insuffisance de l'autre.

La fonction biligénique, tout spécialement, manifeste une certaine indépendance relative (Voy. Foie insuffisance, p. 71).

Des altérations fonctionnelles du foie sont en cause dans bien des maladies générales. C'est ainsi, par exemple, qu'intervenant tout à la fois sur le métabolisme des hydrates de carbone, des albumines et des graisses, cet organe ne pouvait manquer de jouer un rôle considérable dans les maladies de la nutrition (diabète, goutte, etc.).

Principales indications : maladies du foie (cirrhoses, cancer), diabète, goutte, arthritisme, hémorragies (Voy. ces mots, p. 71, 61, etc.).

O. ganglionnaire. — Les ganglions lymphatiques élaborent des leucocytes et jouent un rôle de défense contre les infections. Indications de l'opothérapie ganglionnaire : maladies infectieuses (Voy. p. 82).

O. hématoéthyroïdienne. — Nous dénommons ainsi l'opothérapie toute spéciale qui utilise le sang d'animaux éthyroïdés dans les états d'hyperthyroïdie.

Contre l'excès de fonctionnement du corps thyroïde, qui paraît être la perversion physiologique fondamentale dans la maladie de Basedow, on a cherché à produire des anticorps, des cytolysines thyroïdiennes. Cette méthode n'est pas utilisable actuellement, car trop souvent elle est soit inefficace, soit dangereuse.

La médication actuellement usitée est tout autre. Elle fut inaugurée par Ballet et Enriquez, qui la basèrent sur les conditions suivantes :

1° Dans le goitre exophtalmique ou maladie de

Basedow, il y a exagération de la sécrétion du corps thyroïde, excès de produits thyroïdiens, normaux ou non, déversés dans l'organisme; en un mot, il y a hyperthyroïdation.

2° Dans le myxœdème, il existe un état diamétralement opposé, c'est-à-dire une hyperthyroïdation.

3° Le sang du myxœdémateux et celui du basedowien, l'un hypothyroïdé, l'autre hyperthyroïdé, sont donc pour ainsi dire complémentaires; ce qui manque au premier est précisément ce qui est en excès dans le second.

4° Il paraît logique, par suite, pour ramener à l'équilibre l'organisme hyperthyroïdé, de lui fournir le sang emprunté à un organisme hypothyroïdé. Ce sang, on le prélèvera chez un animal à qui l'on aura pratiqué, depuis un temps suffisamment long, une thyroïdectomie totale.

Modes d'application. — Dans les premiers essais de Ballet et Enriquez, l'animal utilisé fut le chien. Les résultats thérapeutiques furent très encourageants, mais le sérum de chien, même normal, étant assez toxique pour l'homme, le procédé était à modifier.

Dans la voie qui se trouvait tracée, un grand nombre d'auteurs s'engagèrent, et tout d'abord Moebius.

Cette question, dont l'historique a été, il y a quelques années, retracé en France par M. P. Sainton et par M. Pisanté, a fait l'objet d'un grand nombre de publications. M. P. Sainton, chargé, au Congrès de médecine de 1907, d'un rapport sur le traitement du goitre exophtalmique, l'a très bien mise au point. De l'ensemble des travaux, l'excellence de la méthode ressort avec netteté. Il en ressort aussi que, de tous les produits que l'on essaya d'utiliser, le sang et le lait paraissent seuls jouir de l'activité thérapeutique désirable, et que l'ingestion par la bouche doit être décidément préférée à l'injection sous la peau.

L'hématoéthyroïdine est préparée avec le sang de chevaux qu'on sacrifie 4 ou 5 semaines après une thyroïdectomie totale (Hallion et Carrion). Ce qu'on appelle à l'étranger le « Sérum de Moebius » est du sérum de mouton éthyroïdé, additionné d'acide phénique.

Tels sont les principes de la méthode de Ballet et Enriquez. Sur les procédés d'application et le mode d'emploi, voy. Posologie : Hématoéthyroïdine, p. 135.

Principales indications : surtout la maladie de Basedow ; autres manifestations d'hyperthyroïdie (insomnie, quelquefois diabète) (Voy. p. 46, 117, etc.).

O. hypophysaire. — L'opothérapie hypophysaire paraît agir de deux façons : d'une part en stimulant et restaurant la fonction de l'hypophyse, peut-être aussi, d'autre part, à la façon d'une médication symptomatique, par action immédiate sur certains appareils, notamment sur l'appareil circulatoire.

Notions physiologiques. — L'hypophyse ou glande pituitaire offre une importance physiologique extrême, puisque sa suppression expérimentale est mortelle. Abstraction faite de sa fonction antitoxique, mise en lumière surtout par l'histologie (Voy. thèse de Thaon) la nature du rôle joué par sa sécrétion interne a été principalement déduite des propriétés de ses extraits, de son suc.

Le suc hypophysaire renforce et ralentit le cœur; en outre, il resserre les vaisseaux et relève la pression artérielle. Il tonifie le système neuro-musculaire. Il a semblé influer sur la nutrition générale et sur la croissance des os. On lui a reconnu enfin une action sur diverses glandes vasculaires sanguines : action excitante sur l'hypophyse elle-même et sur les surrénales, action dépressive sur la sécrétion thyroïdienne.

Analogie avec l'opothérapie surrénale. — Certaines analogies sont à relever entre les effets respectifs des sucs hypophysaire et surrénal, si bien que le syndrome d'insuffisance surrénale a pu être amélioré par l'opothérapie hypophysaire (Rénon et Delille). Toutefois, analogie ne veut pas dire identité; au point de vue des effets circulatoires, l'action tonifiante de l'extrait hypophysaire prédomine sur le cœur, et celle de l'extrait surrénal sur les vaisseaux.

Les deux lobes de l'hypophyse. — Anatomiquement, l'hypophyse comprend deux lobes. Jusqu'ici l'expérimentation n'a pas découvert de propriétés distinctes aux extraits des lobes antérieurs; ils en ont sans doute, mais on les ignore actuellement. Est-ce à dire que l'opothérapie pourrait trouver quelque avantage à l'emploi isolé du lobe postérieur? Nullement, et pour une raison bien simple, c'est qu'il n'y a aucune propriété du lobe postérieur qui n'appartienne à l'extrait hypophysaire total. Pour cette raison, et pour d'autres que nous avons indiquées ailleurs, il n'y aurait que des inconvénients, pour la pratique opothérapique, à cette dissociation, dont l'intérêt demeure purement physiologique.

Principales indications : asthénie, hypotension, tachycardie, cardiopathies, maladies infectieuses, maladie de Basedow (Voy. ces mots, p. 45, 80, etc.).

O. mammaire. — L'alternance fonctionnelle qui existe entre les mamelles et les ovaires invite à penser que les mamelles ont une sécrétion interne, douée d'une action frénatrice sur l'appareil utéro-ovarien. Cette vue trouve une confirmation dans les résultats de l'opothérapie mammaire, car celle-ci décongestionne l'appareil génital et se montre antagoniste de l'opothérapie ovarienne.

Indications : métrorrhagies, troubles menstruels par excès, fibromes utérins (Voy. p. 88, 89, 109, 121).

O. médullaire. — Notions physiologiques. — C'est à la moelle osseuse qu'est assigné le rôle principal dans la production et la régénération des globules rouges. Cette fonction est surtout dévolue à la moelle épiphysaire, et elle présente son maximum d'activité chez le fœtus. La moelle fœtale ne renferme pas seulement les matériaux nécessaires à la formation des globules sanguins ; elle contient aussi, d'après les recherches de P. Carnot et Deflandre, une ou des substances qui excitent cette formation.

Il faut bien savoir que la moelle adulte, cette moelle jaune qui occupe les diaphyses, est à peu près dépourvue des propriétés précédentes ; elle ne contient guère que de la graisse et son activité hématopoiétique est sensiblement nulle chez l'animal normal.

Ces diverses considérations ont de l'importance, *a priori*, au point de vue de la qualité de la moelle la mieux appropriée à l'opothérapie médullaire, dans les anémies. La moelle fœtale est la meilleure.

Indications : anémies, leucémies (voy. ces mots).

O. musculaire. — La physiologie n'a pas mis en évidence jusqu'ici une sécrétion interne des muscles. L'emploi opothérapique de ces organes, dans la tuberculose, repose uniquement sur des faits d'observation.

O. nerveuse. — Certains faits invitent à assigner une sécrétion interne aux cellules de la névroglie ; mais l'étude de cette question est fort imparfaite. L'opothérapie nerveuse se propose de fournir au système nerveux des éléments d'excitation et de réparation, notamment dans la neurasthénie, les psychoses.

O. orchitique. — Le testicule se compose d'une glande à sécrétion externe ou spermatique, et d'une glande à sécrétion interne, dite interstitielle ou diastématique. Le rôle de la sécrétion interne est déduit des troubles qui caractérisent l'insuffisance testiculaire, et que nous rappelons ailleurs (Voy. testiculaire insuffisance, p. 114).

O. ovarienne. — L'ovaire comme glande a sé-

CRÉTION INTERNE. — D'après les données actuelles de la physiologie, l'ovaire, outre sa fonction d'ovulation, remplit une fonction de sécrétion interne. Celle-ci est exercée par deux formations histologiques, qui semblent d'ailleurs avoir entre elles des rapports de parenté, et qui sont, l'une permanente : c'est le tissu interstitiel dit glande interstitielle, l'autre intermittente : ce sont les corps jaunes. Les corps jaunes eux-mêmes se divisent en deux catégories : corps jaunes dits périodiques ou de menstruation et corps jaunes gestatifs ou de grossesse, ceux-ci plus développés et plus persistants que ceux-là.

Sur la part que prennent respectivement la glande interstitielle et les corps jaunes, dans les divers phénomènes de la vie génitale, l'accord n'est pas complet. En tout cas il ne semble y avoir aucun antagonisme entre eux ; c'est l'importance relative de leur rôle qui seule est discutée.

EXTRAIT DE CORPS JAUNE ET EXTRAIT TOTAL. — Ce qui précède ne manque pas d'intérêt, car il en résulte qu'on ne voit pas grand avantage à employer l'extrait de corps jaune isolé, plutôt que l'extrait ovarien total. A utiliser l'extrait total, nous n'avons rien à perdre, puisqu'il renferme les corps jaunes ; quelque chose à gagner, car il serait au moins téméraire d'affirmer que le tissu ovarien permanent est dépourvu, au point de vue opothérapique, de toute utilité.

RÔLE DE LA SÉCRÉTION INTERNE DE L'OVAIRE. — D'après l'ensemble des recherches actuelles, dues pour une grande part à Fraenkel, à Ancel et Bouin, à Villemin, on a pu attribuer à la sécrétion ovarienne des actions multiples : 1° sur le développement et la nutrition des organes génitaux, particulièrement de l'utérus ; 2° sur la menstruation ; 3° sur l'utérus gravide dans les premières périodes de la gestation ; 4° sur le développement des mamelles pendant la grossesse.

Ajoutons que la fonction ovarienne exerce une action sur d'autres organes de sécrétion interne, parmi lesquels il faut citer surtout le corps thyroïde, dont la circulation réagit électivement aux injections de suc ovarien, comme on a pu le démontrer par la méthode graphique (Hallion).

Principales indications : insuffisance ovarienne, ménopause, troubles menstruels par défaut, troubles de la grossesse, quelquefois maladie de Basedow (Voy. ces mots, p. 97, 87, 88, 74, 46).

O. pancréatique. — Le pancréas sécrète et l'extrait pancréatique contient trois ferments principaux : la trypsine ou protéase, l'amylase, et la lipase, qui digèrent respectivement les matières albuminoïdes, amylacées et grasses, c'est-à-dire les trois grandes classes d'aliments.

La production du suc pancréatique n'est pas l'unique fonction importante du pancréas. Cet organe possède en outre une action puissante sur le métabolisme du sucre ; cette action, il la doit, c'est prouvé (Hédon), à une sécrétion interne qu'il fournit au sang, et qui modère l'émission du sucre par le foie. Ce qui est certain, c'est que la suppression du pancréas fait croître la proportion de sucre dans le sang, d'où glycosurie, diabète.

D'après ce qui précède, les principales idées directrices de l'opothérapie pancréatique sont dès lors les suivantes : 1° suppléer la sécrétion externe de l'organe, c'est-à-dire le suc pancréatique, par ingestion d'extrait pancréatique, qui renferme les trois ferments digestifs de ce suc ; 2° suppléer sa sécrétion interne ou la renforcer de manière à diminuer la teneur du sang en sucre ; 3° stimuler et restaurer, par l'action élective de l'extrait, l'organe devenu insuffisant, et le rétablir à la hauteur de sa tâche.

INDICATIONS : dyspepsies intestinales, certaines diarrhées, diabète (Voy. ces mots, p. 68, 64, 61).

O. parathyroïdienne. — Les glandes parathyroïdiennes, dont l'importance fonctionnelle a été mise en lumière par Vassale et Gley, sont beaucoup plus indépendantes du corps thyroïde que ne le feraient supposer les connexions anatomiques. Les parathyroïdes sont, en général, au nombre de deux de chaque côté : l'une est dite interne, l'autre externe ; leurs fonctions sont identiques. Leur ablation totale détermine la mort avec des phénomènes convulsifs. Il est démontré que chez l'homme bien des cas de tétanie, de convulsion, d'éclampsie sont dus à leur insuffisance, qui peut d'ailleurs être transitoire et qui souvent se manifeste à l'occasion des fonctions de maternité.

Des expériences diverses, dues en partie à L. Morel, leur assignent un rôle important dans le métabolisme du calcium, dans la nutrition des os.

La petitesse de ces organes, la difficulté de leur identification, rend leur prélèvement assez délicat. Comme le remarque P. Carnot avec toute apparence de raison « il est inévitable qu'il y ait erreur ou fraude dans leur récolte ». Des recherches comparatives nous ont fait choisir comme matière première, à l'exemple du Prof. Moussu, les parathyroïdes externes du cheval. Les doses opothérapiques d'extrait auxquelles nous nous sommes arrêtés ont été calculées d'après les comparaisons pondérales entre la thyroïde et les parathyroïdes, et d'après les résultats thérapeutiques effectivement constatés (Alquier).

Indications : éclampsie, convulsion, tétanie, chorée, maladie de Parkinson (Voy. p. 69, 115, 54, 102).

O. placentaire. — Le placenta semble renfermer des substances *lactagogues* : telle serait la raison physiologique de l'autoplacentophagie, commune chez les animaux et dans certains peuples (Bouchacourt).

Indications : lactation insuffisante (p. 85).

O. prostatique. — Un assez grand nombre d'auteurs ont étudié la sécrétion interne de la prostate et ont admis qu'elle agissait sur la spermatogénèse, sur le fonctionnement vésical, enfin sur le système nerveux.

L'opothérapie prostatique a donc pu se proposer d'agir sur les fonctions qui précèdent en même temps que de réparer la prostate elle-même.

O. pulmonaire. — Rien à dire de précis sur la sécrétion interne du poumon.

L'opothérapie pulmonaire est réservée aux maladies de l'appareil respiratoire : pleurésies purulentes, peut-être tuberculose pulmonaire (Voy. p. 102).

O. rénale. — Il résulte de certaines données physiologiques que le rein remplit, outre sa fonction urinaire, un autre rôle, qui est de fournir au sang des produits de sécrétion interne, doués notamment de propriétés antitoxiques. Le déficit de ces produits jouerait un rôle dans l'urémie. Ainsi l'opothérapie rénale peut, à priori, se proposer un double objet : d'une part stimuler et restaurer la cellule rénale malade, d'autre part fournir au sang des produits de sécrétion interne antitoxiques, utiles en cas d'urémie.

O. sérique. — Le sérum normal a été utilisé par la thérapeutique. Des sérums animaux, c'est celui du cheval qui paraît le mieux supporté par l'homme, c'est lui qu'on emploie de préférence.

En injections, le sérum excite la phagocytose, l'hématopoièse, la nutrition, les réactions nerveuses et d'une façon générale toutes les fonctions. Il renferme, entre autres ferments très divers, de la plasmase, qui lui donne des propriétés coagulantes utilisables.

Indications principales : infections, hémorragies, hémophilie (Voy. ces mots, p. 82, 75).

O. splénique. — La rate détruit les globules rouges vieux et fabrique des globules neufs. Vis-à-vis des leucocytes, elle agit comme les ganglions. Elle produit des substances immunisantes. Le but de l'opothérapie splénique est de stimuler sa fonction.

INDICATIONS : paludisme, tuberculose (Voy. ces mots, p. 100, 117).

O. surrénale. — NOTIONS PHYSIOLOGIQUES. — La physiologie assigne aux capsules surrénales une fonction antitoxique et une fonction de sécrétion interne.

La fonction antitoxique, qui entre en jeu notamment dans les infections, paraît s'exercer d'une part dans l'organe lui-même, où les poisons sont arrêtés et détruits, d'autre part à distance, par l'intermédiaire de la sécrétion interne que l'organe déverse dans le sang. Le rôle de la sécrétion interne est multiple ; on l'a déduit en grande partie des effets produits par les injections de suc surrénal ou d'adrénaline. L'adrénaline est une substance qu'on a pu isoler du suc surrénal et constater dans le sang ; c'est le seul produit de sécrétion interne qu'on ait jusqu'ici bien défini chimiquement.

Il ne faudrait pas croire, ainsi qu'on a trop tendance à le faire, que l'adrénaline soit la seule substance spécifique fabriquée par les surrénales ; il est certain, au contraire, qu'il y en a d'autres. Mais c'est à l'adrénaline que les extraits capsulaires doivent leurs propriétés physiologiques les mieux étudiées actuellement.

Parmi ces dernières, la plus frappante est la propriété *hypertensive* ; elle résulte d'une action cardiaque, renforçante, et surtout vasculaire, *vasoconstrictive* ;

cette double action excitante, dont la dernière est la plus marquée, a naturellement pour effet l'élévation de la pression artérielle. Les fibres musculaires lisses, autres que celles des vaisseaux, subissent aussi cette action excitante : fibres intestinales, vésicales, oculaires, cutanées, etc.

L'extrait surrénal et l'adrénaline influent sur la nutrition générale. A forte dose ils peuvent entraîner de la glycosurie, par une action sur le foie, peut-être secondaire elle-même à une action sur le pancréas.

L'extrait surrénal agit sur les diverses glandes vasculaires sanguines : d'abord sur la glande surrénale elle-même, qu'il excite, et aussi sur les autres glandes, dont le genre de réaction demande encore à être précisé.

Complexité de l'organe surrénal. Avantages de l'extrait total sur l'adrénaline pour l'opothérapie. — La glande surrénale est un organe compliqué. Anatomiquement, on y distingue deux parties : la partie corticale et la partie médullaire. C'est dans la partie médullaire que se trouve l'adrénaline.

La complexité chimique n'est pas moindre ; on constate dans la substance surrénale, en dehors de l'adrénaline, divers produits caractéristiques, dont le rôle n'est pas aujourd'hui clairement défini, mais dont la constance et l'abondance attestent l'utilité physiologique ; ces produits ont d'ailleurs une solidarité réciproque, qui ressort de bien des faits.

Nous en concluons qu'on a tort, suivant toute apparence, lorsque, sans raison particulière, on pratique l'opothérapie surrénale avec l'adrénaline seulement.

En effet, quand la glande surrénale est en état d'insuffisance absolue ou relative, elle est généralement altérée plus ou moins dans toutes ses fonctions, dans tout son ensemble ; c'est toute sa substance qui a besoin de réconfort ; c'est donc l'extrait total que l'opothérapie doit lui fournir. A procéder ainsi, au lieu d'employer l'adrénaline toute seule, on a, croyons-nous, tout à gagner, et aucun fait n'indique qu'on ait rien à perdre.

On ne peut objecter que l'adrénaline, produit défini, est plus facile à mesurer et à doser, car cette substance, en solution, est bien plus altérable et en outre paraît plus toxique pour le malade qu'elle ne l'est à l'état sec, telle qu'elle se trouve dans les extraits.

Cependant, objectera-t-on encore, il est au moins une circonstance où l'emploi de l'adrénaline isolée ne peut offrir de désavantage, c'est quand on injecte ou ingère cette substance non pour stimuler la surrénale, mais pour agir directement sur l'ensemble des vaisseaux ; c'est quand on recherche une vasoconstriction générale passagère, pour remédier à des hémorragies ou à une chute de la pression artérielle. Est-ce bien certain ? S'il est vrai que l'adrénaline a par elle-même un effet vasoconstricteur, comme l'observation clinique en témoigne, cet effet, tel qu'on le décrit, ne paraît être ni assez rapide ni assez fugace pour qu'on le puisse rapporter à l'action vasculaire *directe* de l'adrénaline injectée ; il est bien plutôt *secondaire à une stimulation de la glande*. On croit faire là de l'opothérapie purement symptomatique ; or, on fait peut-être — je le penserais volontiers — de l'opothérapie homostimulatrice. En tout cas l'opothérapie homostimulatrice ne saurait être que désirable puisqu'elle viendrait doubler l'opothérapie symptomatique. Donc, en réalité, dans l'état actuel de nos connaissances, c'est l'extrait total de l'organe qui présente le maximum de qualités.

Avantages de l'adrénaline pous les applications locales. — Dans un cas seulement, ce nous semble, l'emploi de l'adrénaline est commode et exempt de désavantages, c'est quand on utilise les propriétés vasoconstrictives de cette substance en applications locales, pour diminuer l'hyperémie et tarir des hémorragies de petits vaisseaux. Ce mode d'emploi, à vrai dire, n'appartient presque plus à l'opothérapie proprement dite.

Indications principales. — 1° Usage interne : maladie d'Addison, insuffisance surrénale, asthénie, maladies infectieuses, ostéomalacie, rachitisme (Voy. ces mots, p. 40, 111, 45, 82, etc.).

2° Usage externe : hyperémies superficielles, hémorragies.

O. testiculaire. — Voy. O. orchitique, p. 28.

O. thymique. — Au thymus, qui disparaît après le jeune âge, appartient certainement un rôle dans le développement ; la physiologie tend à le confirmer, car elle assigne à l'organe une influence sur le métabolisme du calcium, sans parler d'une fonction hématopoiétique probable.

Indications : athrepsie, chlorose, rachitisme (p. 46, 53, 105).

O. thyroïdienne. — Nous avons, à maintes reprises, insisté sur le point que voici : un produit opothérapique peut prétendre à stimuler, à restaurer l'organe correspondant bien plutôt qu'à se substituer à sa sécrétion interne. Une exception doit être faite en faveur des extraits thyroïdiens : ceux ci peuvent suppléer la sécrétion interne du corps thyroïde, car ils ont un effet puissant alors même que cet organe est irrémédiablement perdu, incapable par conséquent d'être stimulé.

Considérations physiologiques. — La raison en est, je pense, la suivante : c'est que les extraits de la plupart des organes renferment peu de produits de sécrétion entièrement achevés ; ce qu'ils renferment plutôt, ce sont des préproduits, c'est-à-dire des matériaux tout prêts à fournir les produits définitifs, pour peu qu'il reste du tissu glandulaire apte à parfaire leur transformation ; tandis qu'il en est tout autrement de l'extrait thyroïdien. Dans le corps thyroïde, le produit de sécrétion interne, avant de passer dans la circulation, s'accumule dans les follicules glandulaires sous forme de matière colloïde. C'est la seule glande où l'on trouve abondamment, en dehors des cellules glandulaires, une semblable réserve de produit sécrété achevé.

Les fonctions essentielles du corps thyroïde sont trop connues pour qu'il soit utile d'y insister. On sait que cet organe agit puissamment sur la croissance du corps, sur le métabolisme nutritif, et influe considérablement sur les fonctions les plus diverses : circulatoire, génitale, digestive, etc.

Il remplit en outre une fonction antitoxique, qui se manifeste notamment dans les infections (H. Roger et Garnier). Il concourt à la production de substances qui jouent un rôle de défense très important (alexine, opsonines), qui favorisent la phagocytose et la destruction des microbes. Ces données sont dues à Mlle Fassin, à Marbé, à Stépanof.

Ajoutons enfin que la sécrétion du thyroïde agit sur d'autres glandes, notamment sur l'ovaire, dont elle déprimerait l'activité.

On a cherché à isoler la substance active de la sécrétion thyroïdienne : on n'y a pas réussi. L'iodothyrine, contrairement à ce qu'on avait cru d'abord, n'est pas un composé chimique défini et toujours semblable à lui-même. C'est l'extrait thyroïdien total qui, pour de multiples raisons, qu'a sanctionnées d'ailleurs l'expérience thérapeutique, représente à notre avis le médicament de choix.

Principales indications : myxœdème, lymphatisme, adénoïdisme, arthritisme et ses manifestations très diverses, goutte, rhumatisme, migraine, artério-sclérose, sénilité précoce, certaines dermatoses, retard de croissance, rachitisme, fractures des os, obésité, infections, enfin un grand nombre de troubles divers qu'on a pu rattacher à l'insuffisance thyroïdienne (Voyez ces mots, p. 91, 87, etc.).

III

LES INDICATIONS DE L'OPOTHÉRAPIE

Voici les principales, dans l'*ordre alphabétique*.

Acromégalie. — L'hypophyse est intéressée, mais dans quel sens ? Suractivité ? Diminution fonctionnelle ? Hyperhypophysie au début, suivie d'hypohypophysie terminale ? (Arthur Delille). Cette dernière hypothèse expliquerait l'inconstance des résultats de la médication *hypophysaire*, qui a produit des améliorations, mais seulement dans certains cas, traités dès le début.

Addison (maladie d'). — La médication *surrénale* s'impose, car c'est la seule qui ait chance de succès. Le cas de guérison à peu près complète, observé par Béclère et quelques autres, à la suite de cette médication, restera exceptionnel ; mais les améliorations sont parfois considérables (Marie, Widal, Hayem, Faisans, Parisot, Oppenheim et Loeper, Anderodias, Boinet) ; les cas récents de Sergent, de P.

Teissier et Schaeffer, l'attestent encore. La pression artérielle se relève, l'asthénie s'amende, ainsi que les troubles digestifs, et parfois le malade peut reprendre ses occupations ; la mélanodermie est le symptôme le plus réfractaire.

L'opothérapie prétend, non point à remplacer la fonction surrénale abolie, mais à aider la portion de glande subsistante à fonctionner et à se réparer. Aussi n'a-t-elle de prise que si les capsules ne sont pas détruites à fond, irrémédiablement.

Adénoïdes (végétations). — Voy. Lymphatisme.

Adiposo-génital (syndrome). — Voy. Hypophysaire (insuffisance).

Adynamie. — Voy. Infectieuses (maladies).

Amaigrissement. — Voy. Nutrition.

Aménorrhée. — Voy. Menstruation.

Amygdalite. — Voy. Angines.

Anémies. — La *moelle osseuse*, surtout si elle satisfait aux conditions que nous avons indiquées (moelle de fœtus) a donné de bons résultats dans les anémies : soit anémies symptomatiques diverses, soit chlorose (Voy. ce mot). Il est utile de l'associer au traitement ferrugineux, dont l'efficacité se trouve augmentée par la stimulation hématopoiétique que détermine l'opothérapie médullaire.

L'intérêt de cette dernière médication semble particulièrement démontré par les effets qu'elle a fournis dans certains cas d'*anémie pernicieuse*, où elle a été expérimentée par Stengel, Fabrien, Caccini, par Ménétrier avec Aubertin et Bloch, par Chauffard et Laederich, Jouaud, etc. Malgré la gravité extrême de cet état morbide, on l'a vu s'améliorer, parfois même guérir sous l'influence de l'opothérapie médullaire. Même dans un cas où l'hématologie révélait une forme aplastique (forme particulièrement réfractaire, comme l'ont vu Ménétrier, Aubertin et Bloch) Chauffard et Laederich ont obtenu un succès en associant au traitement des injections d'arsénite de potasse. On pourrait aussi adjoindre à l'opothérapie l'administration de fer, de phosphore. Parfois, la médication qui a triomphé d'une première crise d'anémie pernicieuse se montre impuissante contre une rechute, comme si son pouvoir de stimulation hématopoiétique sur la moelle osseuse était usé ; en pareil cas, mieux vaut changer de traitement, au moins pour un temps, que de s'obstiner.

Contre les anémies infantiles, d'après le rapport de Simon au Congrès d'Alger (1908), le traitement de choix consiste à associer aux ferrugineux l'opothérapie *splénique* et surtout médullaire.

Dans les diverses anémies, d'ailleurs, l'opothérapie splénique a été recommandée (Wood).

Ajoutons que dans certains cas spéciaux, où l'anémie est liée à quelque insuffisance glandulaire, l'opothérapie appropriée visera la cause même de l'anémie, dont l'amélioration sera obtenue par là indirectement.

Tel est le cas pour l'opothérapie *hépatique* dans la cirrhose du foie (Perrin, de Nancy).

Angines. — La prédisposition à l'angine, à l'amygdalite est parfois un indice d'insuffisance *thyroïdienne* (page 115) d'après Hertoghe, et justiciable de l'opothérapie appropriée. Sardou, de Nice, la combat aussi par l'administration préventive d'extrait sec de *muqueuse pharyngée* ou d'*amygdale*.

Vidal a vu des angines à streptocoques, à staphylocoques céder rapidement à l'opothérapie *ganglionnaire* (une injection d'un centimètre cube matin et soir).

Anorexie. — L'anorexie (notamment celle des tuberculeux, enfants ou adultes) cède souvent à l'opothérapie *gastrique* (extrait gastrique, dyspeptine).

La médication *thyroïdienne* est un bon moyen de stimuler l'appétit (L. Lévi et H. de Rothschild).

Arriérés (enfants). — Dans l'arriération physique et mentale, celle-ci allât-elle jusqu'à l'idiotie, on doit essayer la médication *thyroïdienne*.

Dans trois cas qui s'y étaient montrés réfractaires, L. Lévi et H. de Rothschild ont obtenu de bons résultats avec l'opothérapie *hypophysaire*.

Artério-sclérose. — L'artério-sclérose comporte l'opothérapie *thyroïdienne*.

Elle contre-indique, du moins quand il existe une hypertension artérielle notable, l'opothérapie hypophysaire et surtout l'opothérapie surrénale, qui sont hypertensives.

Arthrites. — Voy. Goutte, Rhumatisme.

Arthritisme. — Les diverses affections dont on exprime les affinités, d'ailleurs incontestables, en les qualifiant d'arthritiques, ont spécialement, comme l'ont remarqué de nombreux observateurs (Hertoghe, L. Lévi et H. de Rothschild, etc.), ceci de commun, que souvent l'opothérapie *thyroïdienne* les amende ou même les guérit. Tels sont notamment (comme nous l'indiquons dans les articles appropriés) le rhumatisme, la goutte, l'asthme, la migraine, l'obésité, l'eczéma et d'autres dermatoses.

Les iodures, comme on sait, font partie de leur thérapeutique ; or il y a lieu de supposer que leur efficacité est due surtout à leur action stimulante sur le corps thyroïde, d'autant plus que cette efficacité est généralement inférieure à celle des produits thyroïdiens.

Sans discuter ici les conceptions, à coup sûr très séduisantes, qui font jouer aux glandes vasculaires sanguines, régulatrices des processus humoraux, un rôle de plus en plus important dans la pathogénie de la diathèse arthritique, contentons-nous, au point de vue thérapeutique, de signaler l'intérêt qui s'attache à la donnée précédente, relative à la participation du corps thyroïde.

Ajoutons que l'ovaire, chez la femme, est parmi les glandes qui interviennent aussi dans la genèse de certaines manifestations arthritiques (Dalché).

Peut-être l'ovaire agit-il ici par retentissement de

ses troubles sur la fonction du corps thyroïde, celle-ci étant étroitement solidarisée avec la fonction ovarienne. Quoi qu'il en soit, l'opothérapie *ovarienne* a donné de bons résultats.

Ajoutons aussi que le foie, dont le rôle est si important dans le métabolisme, est souvent en cause dans l'arthritisme, qui a pu être rattaché par Bouchard au ralentissement de la nutrition. De là, pour l'opothérapie *hépatique*, une source d'indications.

Asthénie. — L'opothérapie *surrénale* est la médication de l'asthénie : médication tantôt pathogénique, tantôt symptomatique, suivant que l'asthénie fait ou non partie d'un syndrome caractérisé d'insuffisance surrénale (Voy. p. 111). Elle tonifie le système neuro-musculaire, soit dans le domaine des fibres striées (muscles, myocarde), soit dans celui des fibres musculaires lisses (vaisseaux, intestin).

L'opothérapie *hypophysaire* donne aussi de bons résultats.

MM. H. Claude et Verdun ont associé avec succès les deux médications précédentes.

Asthme. — L'asthme, qui est souvent une manifestation de l'arthritisme (Voy. ce mot) est fréquemment amélioré par l'opothérapie *thyroïdienne*, qui parfois supprime totalement les accès (G. Gauthier, Ley, P. Carnot, L. Lévi et H. de Rothschild, etc.).

On a aussi préconisé la médication *surrénale* (Federici), qui agit peut-être comme tonique des fibres musculaires lisses bronchiques.

Asthme des foins. — La médication *thyroïdienne* a donné des résultats très favorables (Heymann, Tobias, Pottier).

Athérome. — Mêmes indications et contre-indications que pour l'artério-sclérose (p. 43).

Athrepsie infantile. — L'opothérapie *thyroïdienne*, stimulatrice de l'appétit et de la nutrition, peut rendre des services (Ausset, Bonnet). Simpson en a obtenu des résultats remarquables.

Auto-intoxication. — Dans les auto-intoxications d'origine digestive on soignera la dyspepsie intestinale (Voy. p. 68) par l'opothérapie appropriée (pancréatique, duodénale, entérique, biliaire). L'action anti-toxique et antiputride de la bile rend particulièrement recommandable l'opothérapie *biliaire*, qui souvent fera cesser l'odeur de l'haleine et la fétidité outrée des fèces, ainsi que l'état général d'intoxication, éventuellement les éruptions cutanées.

Basedow (maladie de). — Avec Gauthier (de Charolles) on considère généralement aujourd'hui la maladie de Basedow comme relevant essentiellement d'une perturbation de la fonction thyroïdienne : sécrétion surabondante suivant les uns (hyperthyroïdisation), sécrétion viciée suivant les autres (dysthyroïdisation). Notons d'ailleurs que la dysthyroïdie n'exclut pas l'hyperthyroïdie, mais peut l'accompagner.

La doctrine de l'hyperthyroïdisation, de toutes manières, est celle qui semble rallier actuellement la majorité des suffrages. Ses partisans font remarquer surtout que les symptômes de la maladie de Basedow sont en opposition avec ceux du myxœdème, qui relèvent d'une hypothyroïdie évidente, et qu'ils sont analogues, par contre, à ceux de l'hyperthyroïdie expérimentale, suscitée par l'administration de produits thyroïdiens à dose toxique. En outre, la thérapeutique basée sur la doctrine de l'hyperthyroïdisation est celle qui donne les meilleurs résultats. Cette thérapeutique est chirurgicale ou médicale. Chirurgicale, elle consiste dans l'exérèse partielle du corps thyroïde ; malheureusement, elle comporte des risques, car souvent l'exérèse, qu'on ne peut aisément doser à point, est insuffisante ou, au contraire, excessive ; dans ce dernier cas, elle entraîne le myxœdème, qui est irréparable. Médicale, elle consiste à neutraliser les produits nocifs de l'hyperthyroïdisation par le sang d'un animal privé expérimentalement de son corps thyroïde et mis par là en état d'hypothyroïdisation (G. Ballet et Enriquez).

Opothérapie hématoéthyroïdienne. — Cette méthode, qui réalise une sérothérapie d'un genre particulier, a été exposée page 23. Elle est de beaucoup, d'après les nombreuses observations publiées, la plus efficace, et récemment encore un grand nombre d'auteurs, Sicard, Verger, Regnault, ont reconnu son action remarquable.

On a essayé d'un autre mode de sérothérapie antibasedowienne, basé sur l'emploi de cytotoxines spécifiques antithyroïdiennes (Demoor et van Lint, Beebe, Rogers, Jean Lépine); ce traitement s'est montré dangereux.

Opothérapie thyroïdienne. — D'après l'ensemble des résultats obtenus, il paraît démontré que l'opothérapie thyroïdienne donne le plus souvent de *mauvais résultats,* pour peu, du moins, qu'elle soit intensive. Cependant, on a vu s'améliorer des basedowiens soumis à ce traitement. Était-ce coïncidence fortuite avec une phase d'amélioration spontanée? Les produits thyroïdiens ne pourraient-ils pas, éventuellement, susciter une réaction de défense réprimant ou neutralisant l'hyperthyroïdie (Sainton)? Faut-il invoquer leur fonction régulatrice, susceptible de rétablir l'équilibre troublé dans un sens comme dans l'autre (L. Lévi et H. de Rothschild)? Quoi qu'il en soit, cette méthode de traitement demande à être employée avec une grande circonspection; elle exige une surveillance particulièrement attentive, sous peine d'entraîner des résultats non seulement nuls, mais fâcheux.

Autres médications opothérapiques. — Dans un rapport intéressant et documenté sur le traitement de la maladie de Basedow, Sainton a rappelé que plusieurs médications peuvent revendiquer certains succès, et fait observer qu'on ne doit pas s'en étonner outre mesure. « La diversité des moyens employés n'est point, dit-il, un argument contre la méthode opothérapique, elle serait au contraire une preuve en sa faveur. Car il est impossible de nier les connexions anatomo-pathologiques qui relient les glandes, en présence de la constatation des altérations de l'hypophyse, de la surrénale, de la thyroïde, de l'ovaire dans certaines maladies de Basedow... Peut-être le traitement opothérapique, en servant de pierre de touche, peut-il aider à reconnaître l'organe mis en cause. »

L'opothérapie *hypophysaire* a donné parfois de bons résultats (Rénon et Arthur Delille, Rénon et Azam, J. Parisot). Cette méthode a trouvé un point d'appui dans certains faits expérimentaux (Hallion et Carrion, Alquier, Rénon et Delille), d'où il semble ressortir que la fonction thyroïdienne est réfrénée par le suc hypophysaire. Ajoutons que cette même médication peut amender, d'après J. Parisot, des troubles d'hyperthyroïdie (la tachycardie notamment) déterminés par l'ingestion d'extrait thyroïdien ou indirectement suscités par des modifications ovariennes (menstruation, grossesse, ménopause).

Rénon recommande particulièrement d'administrer en même temps *l'extrait hypophysaire et l'hémato-éthyroïdine,* pendant trois semaines chaque mois.

L'opothérapie *ovarienne* mérite mention. On a pu rattacher à une hyperthyroïdie, consécutive elle-même à une hypoovarie, diverses perturbations en rapport avec la vie génitale (grossesse, ménopause, etc.) ; parfois les phénomènes vont jusqu'à simuler la maladie de Basedow. C'est alors, plutôt que dans la maladie de Basedow proprement dite, que la médication ovarienne a donné de bons résultats (Dalché, Sainton).

Citons encore, pour mémoire, l'opothérapie *thymique* et l'opothérapie *biliaire*, basées l'une sur la fréquence des altérations du thymus chez les basedowiens, l'autre sur la propriété que possède la bile de ralentir le cœur (Revillet).

Cancer. — D'après v. Leyden et Bergell, le foie normal contient des substances qui font défaut au foie de l'animal cancéreux, et qui exercent sur le tissu cancéreux une action cytolytique. Par des injections locales d'extrait hépatique, Bergell et Lewin ont pu faire fondre partiellement des néoplasmes, mais les produits de cytolyse ont parfois entraîné une sérieuse intoxication.

Odier préconise les injections de « ferment glycolytique » représenté par de l'extrait de foie, de muscle, de pancréas ; on injecte sous la peau, en un point quelconque, 1 centimètre cube de ce produit, et l'on fait varier les doses suivant la sensibilité du malade : les uns supportent 3 centimètres cubes par jour ; d'autres ne devront recevoir qu'un centimètre cube par quinzaine.

Dans un autre ordre d'idées, Vigouroux recommande l'opothérapie *hépatique* à titre préventif pour combattre la prédisposition au cancer.

Certaines recherches ont paru montrer que des ferments protéolytiques, charriés par les leucocytes, jouent un rôle de défense contre la cellule cancéreuse, dont ils favorisent l'autolyse. On a songé à seconder ce processus en introduisant dans l'organisme des ferments similaires : pepsine et surtout *trypsine* (empruntée à l'extrait de pancréas). Cette méthode, due à J. Beard, est préconisée par divers observateurs (Shaw, Mackensie, Morlon). De ce nombre est Bainbridge, qui recommande de suivre exactement la pratique de Beard : 1° faire ingérer, une heure avant chaque repas, de l'extrait pancréatique total, et le soir de l'extrait de bile qui entretient le tonus intestinal ; 2° panser deux fois par jour les ulcérations néoplasiques avec de l'extrait glycériné de pancréas ; 3° injecter chaque jour dans la fesse, en proportions graduellement croissantes, de l'extrait glycériné de pancréas, et, tous les deux jours, de l'amylopsine.

La tumeur subit une désintégration partielle, qui ne la guérit pas, mais la rend plus facilement opérable.

La méthode a toutefois des inconvénients que plusieurs ont jugés plus importants que ses avantages (Tuffier) ; suivant eux, les injections sont douloureuses et le processus d'autolyse du tissu cancéreux peut ulcérer des vaisseaux, ouvrir des viscères, entraîner une résorption de produits toxiques.

Pour mémoire, signalons des améliorations obtenues par l'opothérapie *thymique*.

Cardiopathies. — Affections valvulaires. — D'après Huchard, le rétrécissement mitral congénital pourrait bien être d'origine thyroïdienne et les troubles fonctionnels qui l'accompagnent seraient justiciables du traitement *thyroïdien*.

Que faut-il penser, dans les affections valvulaires en hyposystolie, de l'extrait *hypophysaire*, qui est un des cardiocinétiques les plus puissants ? J. Parisot ne le croit pas très efficace en pareille circonstance. Rénon et Arthur Delille, par contre, estiment qu'il faut distinguer plusieurs cas.

D'une façon générale, « dans les cardiopathies, disent ces auteurs, l'indication majeure de la médication hypophysaire résulte de l'abaissement de la pression artérielle ». De ce principe très simple découlent les indications de la méthode et ses contre-indications.

C'est ainsi que Rénon et Delille ont constaté, sous son influence, dans les maladies mitrales en hyposystolie, un relèvement de la pression artérielle, du pouls et de la diurèse. Au contraire, dans les affections aortiques avec hypertension, l'extrait hypophysaire, aussi bien que la digitale, du reste, leur paraît contre-indiqué.

Myocardites. — Les auteurs qui ont étudié la médication *hypophysaire* sont d'accord pour lui attribuer de bons résultats dans les myocardites (Lucien et Parisot, Rénon et Delille, Trerotoli). C'est le cas, tout spécialement, lorsque, dans les états infectieux graves, le cœur, altéré ou non anatomiquement, fléchit dans son énergie.

Sous l'influence de l'opothérapie hypophysaire, le pouls se renforce, se ralentit et se régularise, la pression artérielle se répare, la diurèse se rétablit, la dyspnée s'amende.

Cheveux et poils. — D'après L. Lévi et H. de Rothschild, l'alopécie, la calvitie et la canitie précoces sont parfois liées à de l'hypothyroïdie et, à ce titre, améliorables ou guérissables par le traitement *thyroïdien* appliqué à temps.

Chlorose. — La chlorose est justiciable du traitement par la *moelle osseuse* et par l'*extrait de rate,* dont nous avons parlé dans l'article Anémie (V. ce mot.)

Des résultats intéressants ont été obtenus avec l'opothérapie *ovarienne.* On sait que la chlorose des jeunes filles, d'après une opinion très ancienne et qui reste sérieusement fondée, a des rapports avec la fonction génitale. Spillmann, avec Etienne et Demange, l'a rattachée à une insuffisance ovarienne. En fait, l'opothérapie ovarienne, à elle seule, leur a donné de très bons résultats, ainsi qu'à d'autres auteurs. Ces résultats, toutefois, ne sont pas constants (Gilbert et Weil) et il sera utile d'ajouter à l'opothérapie les autres médications appropriées, ce qui est d'ailleurs fort simple.

La prédisposition toute spéciale du *sexe féminin* a inspiré aussi l'idée de recourir à des injections de liquide *orchitique*, dont certains auteurs disent avoir retiré grand avantage (Girod, Almenescher, Defougère).

Citons encore l'opothérapie *thymique*, préconisée par Blondel, par M. Longo.

Choc. — Dans le choc chirurgical, l'extrait hypophysaire a donné de très bons résultats, notamment en chirurgie abdominale (Bl. Bell, Wray).

Chorée. — Simonini a employé l'opothérapie *parathyroïdienne* dans 5 cas, et s'en loue.

E. Sergent et Besset ont vu les accidents pseudo-paralytiques de la chorée molle céder à l'opothérapie *surrénale*.

Cirrhose du foie. — Depuis les travaux de Gilbert et Carnot (1896), un grand nombre d'auteurs ont traité les cirrhoses du foie par l'opothérapie *hépatique* (Dauriac, Combe, Vidal, Spillmann et Demange, Galliard, Créquy, Oulmont, Hirtz, Perrin (de Nancy), Gyr, Schoull (de Nice).

« En résumé, dit P. Carnot, les auteurs sont d'accord sur le fait que l'opothérapie, dans certaines cirrhoses, agit dès le début en provoquant la *diurèse* et l'*augmentation de l'urée.* »

Dans les cas où les symptômes critiques manquent au début, l'opothérapie hépatique aura beaucoup de chance de rester inefficace.

« L'opothérapie agit surtout sur les cirrhoses *avec ascite, avec troubles délirants, avec hémorragies.* Son action est d'autant plus nette que l'organisme reste encore capable de réagir à l'extrait. Mais il semble y avoir des cas où il a agi contre toute prévision. »

Il ressort de là que l'opothérapie hépatique doit

être appliquée dans tous les cas, même les plus défavorables. Parfois, il est vrai, on ne devra pas escompter un effet appréciable : le plus souvent, d'autre part, on n'obtiendra que des améliorations plus ou moins marquées. Ce dernier résultat, à la vérité, est déjà très précieux.

« Mais, parfois aussi, dit P. Carnot, l'usage de l'opothérapie semble déterminer une guérison définitive, probablement en provoquant un certain degré de régénération hépatique. D'une façon habituelle, l'extrait hépatique agit sur les organes encore peu touchés, qui peuvent réagir à l'excitant que constitue pour eux l'extrait hépatique. Par contre, sur les glandes très altérées (cirrhoses atrophiques, graisseuses, par exemple) l'opothérapie hépatique reste trop souvent sans action. »

Cœur. — Voy. Cardiopathies.

Colite. — Voy. Entérite.

Congestions. — Les congestions simples ou inflammatoires de la peau et surtout des muqueuses cèdent rapidement, ainsi que les phénomènes douloureux ou réflexes parfois si pénibles qui en dépendent, aux applications locales d'*adrénaline*. Comme dans les hémorragies de surface, celle-ci exerce une action vaso-constrictive énergique, mais malheureusement assez passagère et suivie, parfois déjà au bout de 15 ou 30 minutes, d'une vaso-dilatation consécutive.

On l'emploie généralement au titre de 1 pour 1000 à 1 pour 5000 et souvent on y ajoute du chlorhydrate de cocaïne dans la proportion de 1 à 5 pour 100. Les applications varient naturellement, dans leur mode, suivant les conditions anatomiques (badigeonnages, instillations, etc.). Elles sont nombreuses ; citons quelques exemples :

En otorhinolaryngologie : coryzas aigus et chroniques, coryza spasmodique, coryza de l'asthme des foins, asthme réflexe à point de départ nasal, amygdalites, laryngites, interventions opératoires diverses suscitant des réflexes gênants.

En ophtalmologie : congestion conjonctivale et larmoiement, obstruction des voies lacrymales par turgescence, plaies et ulcérations des paupières.

En urologie : turgescence de la muqueuse urétrale exagérant les rétrécissements, réduction du paraphimosis, cystite tuberculeuse.

En dermatologie : pour favoriser par l'ischémie l'action photothérapique, pour décongestionner la peau, par exemple dans la couperose (V. ce mot), etc.

Ajoutons que Sardou (de Nice) a utilisé l'action vasoconstrictive cutanée, ainsi que l'action vasodilatatrice consécutive, pour obtenir des effets modificateurs soit localisés (dermatoses diverses), soit propagés, semble-t-il, à distance, à la façon des réactions révulsives, et capables d'amender des douleurs articulaires ou osseuses, névralgiques ou inflammatoires, et même des désordres fonctionnels respiratoires et cardiaques, suivant la modalité et le siège des applications.

Conjonctivites. — Nous avons parlé ailleurs de l'adrénaline (Voy. Congestions).

Ajoutons que la *bile,* dont l'emploi est immémorial, semble avoir une efficacité réelle, mais limitée peut-être aux conjonctivites dues au pneumocoque, microbe que la bile dissout.

Constipation. — La *bile* possède une action excitomotrice sur l'intestin, expérimentalement démontrable (Hallion et Nepper). D'autre part la constipation a souvent pour cause une insuffisance biliaire ; elle s'entretient alors elle-même, suivant un cercle vicieux (Nepper) : la stase fécale entretient l'auto-intoxication intestinale, et celle-ci altère le foie, d'où un déficit biliaire persistant.

L'opothérapie biliaire interrompt ce cycle en excitant à la fois et la sécrétion de la bile et le péristaltisme de l'intestin. On l'emploie d'une part en ingestion, et d'autre part sous forme de lavements ou de suppositoires stimulant directement l'évacuation du gros intestin.

Une insuffisance fonctionnelle de l'intestin justiciable de l'opothérapie entérique, et surtout une insuffisance du duodénum justiciable de l'extrait *duodénal* (eukinase), paraît être assez souvent une cause de constipation. Cela est à prévoir à priori, car d'un côté, par sa sécrétion externe, c'est le duodénum qui fournit la partie la plus importante du suc intestinal (le reste de l'intestin grêle étant surtout un organe d'absorption), et, d'un autre côté, par sa sécrétion interne (sécrétine), il suscite la sécrétion du suc pancréatique, de la bile, du suc intestinal lui-même et paraît stimuler, d'après Enriquez et Hallion, le péristaltisme de l'intestin. Directement et indirectement, le duodénum ne peut donc manquer d'intervenir dans la pathogénie de certaines coprostases. C'est sans doute en pareil cas que l'eukinase et la pancréatokinase (p. 134 et 138) réussissent à supprimer la constipation.

Cette éventualité n'est pas rare. Hallion et Laboulais ont expérimenté l'eukinase chez 26 malades se présentant à la consultation de l'hôpital Andral avec un état permanent de constipation. Dans 4 cas les malades ne furent pas revus. Dans 9 cas la constipation céda nettement (thèse de Bregeon).

Nous connaissons beaucoup d'observations où cet effet fut très remarquable. Tout inconstant qu'il soit, en cas de constipation, l'opothérapie duodénale mérite d'être essayée, car on a nettement l'impression, quand elle réussit, d'avoir réalisé une thérapeutique à tendance vraiment curative, spécifique, qui, à l'inverse des médications laxatives banales, ne se borne pas à remédier à un désordre par un désordre inverse, mais vise à réparer l'état morbide dont ce désordre était l'expression. Il n'est pas interdit, d'ailleurs, quand l'opothérapie ne suffit pas, de lui associer, pour un temps, des laxatifs légers. Ces derniers, employés seuls, risquent, comme on sait, d'épuiser les mécanismes évacuateurs ; l'opothérapie, qui est au contraire une méthode de mise en charge, compensera cet inconvénient.

En résumé, l'opothérapie duodénale réalise, croyons-nous, le traitement de choix dans certaines constipations, mais son efficacité est inconstante. Comment, dans l'état actuel de la sémiologie duodénale, reconnaître les cas qui en sont justifiables ? Précisément par l'essai opothérapique pratiqué comme nous l'indiquons ailleurs (Voy. O. duodénale, p. 134) autrement dit, par l'opodiagnostic.

Il est important de savoir que la constipation peut relever de l'hypothyroïdie (Hertoghe), car le cas est fréquent, d'après L. Lévi et H. de Rothschild, et l'opothérapie *thyroïdienne* donne souvent des résultats remarquables.

Brown-Séquard avait préconisé l'extrait *orchitique*; il réussit chez les grands neurasthéniques (Burlureaux).

Convulsions. — Voy. Éclampsie.

Coqueluche. — L'opothérapie *pulmonaire* a été préconisée par H. Grasset, l'opothérapie *surrénale* par Valagussa.

D'après O. Federici, la maladie est fortement atténuée et abrégée par l'opothérapie surrénale ; il se base sur 4 000 observations contrôlées par plus de 400 médecins.

Coryza. — Sur les applications d'*adrénaline*, voy. Congestion, p. 55.

La prédisposition au coryza est utilement combattue par l'*extrait de muqueuse nasale*, d'après Sardou.

Couperose. — Contre la couperose de la face, du nez, Rothmund dit avoir obtenu d'excellents résultats de l'opothérapie *surrénale,* prolongée pendant 6 mois, avec des repos intercalaires d'une à deux semaines.

Crétins. — Traitement *thyroïdien,* comme dans le myxœdème. Très beaux résultats.

Croissance (troubles de la). — L'insuffisance de la croissance est souvent liée à l'insuffisance thyroïdienne (V. p. 115), dont il est bon de rechercher les autres indices. Alors l'opothérapie *thyroïdienne* s'impose.

Par l'opothérapie *thymique,* Blondel a accéléré la croissance chez des nourrissons débiles.

Citons à titre de curiosité, un fait d'« infantilisme pancréatique » traité avec succès par Byrom Bramwell au moyen de l'extrait de pancréas; il montre bien que l'indication opothérapique est subordonnée, ici comme dans bien d'autres cas, au diagnostic de la cause.

Dents. — Les retards de la dentition, la carie liée à un vice de développement, sont favorablement influencés par l'opothérapie thyroïdienne (Léopold Lévi, Dunogier).

Dermatoses. — Différents travaux ont montré que l'opothérapie pouvait intervenir utilement dans la thérapeutique dermatologique.

Chez des malades diabétiques, goutteux, arthritiques, l'opothérapie *hépatique,* entre les mains de

Gilbert et Carnot, a triomphé de certaines éruptions (eczéma, vitiligo).

L'opothérapie *thyroïdienne* a réussi contre l'eczéma séborrhéique (Moussous). Les excellents résultats qu'elle donne dans les diverses affections arthritiques (V. p. 44) paraissent devoir étendre beaucoup le champ de ses applications, l'arthritisme étant la souche de mainte dermatose.

L'opothérapie *surrénale* a été appliquée avec avantage à l'acné rosacée (Monro), à la dermatite polymorphe (Balzer et Guénot).

Hallopeau et surtout Faivre ont expérimenté les extraits dermiques. D'après Faivre, par ingestion et au besoin par injection de ces extraits, on amende nettement les symptômes prurit et phlogose, dans les lésions où interviennent des insuffisances glandulaires du derme (ulcères variqueux, pemphigus, etc.).

Diabète. — Il y a, comme on sait, au point de vue pathogénique, plusieurs espèces de diabète. C'est dire que la médication opothérapique ne saurait être ici univoque.

Deux organes sont particulièrement importants : le foie et le pancréas.

Le foie retient, emmagasine le sucre en excès dans le sang ; son insuffisance à cet égard se traduira par de l'hyperglycémie, de la glycosurie : il y a donc, semble-t-il, un diabète par *anhépatie*.

Le foie, d'autre part, sécrète du sucre dans le sang à mesure que le sang en manque ; si cette fonction s'exagère, il en résultera, cette fois encore, mais par un mécanisme tout autre, l'hyperglycémie et la glycosurie : il y a donc un diabète par *hyperhépatie*.

Cette sécrétion de sucre par le foie est réfrénée, normalement, par une sécrétion interne du pancréas : l'insuffisance pancréatique, supprimant la sécrétion interne modératrice, exalte par le fait même la sécrétion de sucre par le foie : le diabète par insuffisance pancréatique est dès lors un diabète par *hyperhépatie*.

Tout naturellement, le diabète par anhépatie réclamera l'opothérapie *hépatique*, qui excite le foie, et le diabète par hyperhépatie réclamera au contraire l'opothérapie *pancréatique*. Ces notions ont été mises en lumière par Gilbert et ses élèves, Carnot, Weil, Lereboullet.

Comment reconnaître le diabète par anhépatie ? D'ordinaire, d'après Gilbert et Weil, la glycosurie est modérée et les grands symptômes diabétiques (polyurie, polydipsie, polyphagie) sont discrets ou absents, ce qui n'exclut d'ailleurs point les risques de complications (troubles nerveux, gingivite, anthrax, etc.). En deuxième lieu, on constate divers signes d'insuffisance hépatique : urine relativement pauvre en urée et riche en acide urique, tendance aux hémorragies multiples. La sécrétion biliaire reste normale. Le volume du foie est variable et peut même s'exagérer.

Dans le diabète par hyperhépatie, la symptomatologie est plus chargée : glycosurie abondante, souvent avec azoturie ; syndrome diabétique complet ;

hépatomégalie fréquente. A cette catégorie appartiennent le diabète pancréatique et aussi, sans doute, certains diabètes nerveux.

Ainsi donc, d'après Gilbert, on arrive, dit P. Carnot, à la formule suivante : vis-à-vis du diabète par hyperhépatie, on doit employer l'opothérapie pancréatique et rejeter l'opothérapie hépatique : vis-à-vis du diabète par anhépatie, on doit employer l'opothérapie hépatique et rejeter l'opothérapie pancréatique.

A la vérité, les types cliniques distinctifs ne se réalisent pas toujours schématiquement. C'est alors l'essai opothérapique lui-même qui tranchera. Si l'extrait hépatique réussit, on conclura : hypohépatie ; si, au contraire, il échoue, alors que l'extrait pancréatique réussit, on conclura : hyperhépatie. C'est là ce que Gilbert appelle l'épreuve de l'*opodiagnostic*.

L'intérêt des distinctions qui précèdent a été vérifié par divers observateurs, en particulier, à Nancy, par Parisot et Perrin dans le service de Spillmann.

Les relations physiologiques certaines qui relient le pancréas et le foie au duodénum, ainsi que la notion récente, — encore obscure il est vrai, — du diabète duodénal, ont justifié l'essai de l'opothérapie *duodénale*, que Pochon a réalisée par l'eukinase et par la pancréatokinase avec de bons résultats chez deux malades. La même méthode a fourni 3 succès à J.-H. Abram.

Le corps thyroïde peut prendre part aussi à la pathogénie du diabète. Parfois, d'après Lorand,

Erben, il s'agit d'une hyperthyroïdie, et la sérothérapie antibasedowienne, suivant la méthode de Ballet et Enriquez, donne des succès : l'*hématothyroïdine* serait dès lors à ajouter aux médications antidiabétiques éventuelles.

Parfois, par contre, ce serait l'athyroïdie qui entretiendrait de la glycosurie, d'où indication de l'opothérapie thyroïdienne (J. Parisot).

Diarrhée. — Il n'y a pas de médications opothérapiques de la diarrhée, mais il y a des traitements opothérapiques de maladies qui causent de la diarrhée (Voy. Entérite, gastro-entérite, dyspepsies).

Diurèse. — L'extrait hypophysaire la favorise.

Duodénale (insuffisance). — Le duodénum est un organe physiologiquement distinct du reste de l'intestin. C'est lui qui sécrète la partie la plus importante du suc intestinal, et qui, seul, produit l'entérokinase, activatrice de la trypsine ; il produit aussi l'érepsine, ferment des albumoses. C'est lui qui, par sécrétion interne de sécrétine dans le sang, suscite la production du suc pancréatique, le flux de la bile et du suc intestinal lui-même. Si son rôle en physiologie est essentiel, son rôle en pathologie ne saurait être moindre, bien qu'il soit encore très imparfaitement précisé cliniquement.

R. Gaultier a cherché le premier à dégager la sémiologie de l'insuffisance duodénale.

En voici, d'après lui, les éléments principaux :

Symptômes fonctionnels : anorexie, douleurs locales et parfois irradiées, pesanteur abdominale 2 à 3 heures après le repas, nausées, diarrhée (probablement par déficit pancréatique), surtout constipation (peut-être par déficit biliaire).

Symptômes physiques : tympanisme, douleur à la palpation de la région pancréatique et de l'hypocondre droit, foie parfois rétracté. Symptômes généraux : teint terreux, malaise général, fatigue, amaigrissement.

Syndrome coprologique : traduisant l'insuffisance biliaire ou l'insuffisance pancréatique avec prédominance de l'une ou de l'autre suivant le cas.

On voit que ces signes n'ont pas un caractère pathognomonique, et cela tient à ce que l'insuffisance duodénale intéresse secondairement tous les processus digestifs. Aussi l'épreuve de l'opodiagnostic, par l'essai de l'extrait duodénal, devra-t-elle le plus souvent être utilisée comme moyen de dépister l'insuffisance duodénale, indication formelle de l'opothérapie spécifique.

Dyspepsies gastriques. — Les dyspepsies gastriques sont diverses suivant que la perturbation est sécrétoire ou motrice, par excès ou par déficit.

Ce sont surtout les désordres sécrétoires qui sont justiciables de l'opothérapie.

Les troubles par défaut sont l'hypopepsie, l'hyposténie, l'hypochylie, l'hypochlorhydrie ; les troubles par excès sont l'hyperpepsie, l'hypersténie, l'hyperchylie, l'hyperchlorhydrie.

Bien que ces termes ne soient pas tout à fait équivalents, il nous suffit, au point de vue opothérapique, de distinguer deux catégories, les hyper et les hypo.

Contre l'hypofonction, l'opothérapie *gastrique* est formellement indiquée. Contrairement à ce que l'on pourrait croire, elle agit beaucoup moins en substituant un suc gastrique artificiel au suc gastrique naturel absent, qu'en réconfortant la muqueuse gastrique elle-même, suivant le mécanisme le plus général des médications opothérapiques (page 5).

L'expérimentation a prouvé que du suc gastrique neutralisé, absorbé par un animal, même sans passer par l'estomac, stimule électivement la sécrétion de cet organe (Frouin). L'opothérapie gastrique fait donc mieux que de remplacer la fonction, elle la réveille.

Donc, l'indication la plus nette de cette médication est fournie par l'hypopepsie. « Tels sont notamment, dit P. Carnot, les cas dans lesquels les sujets ont un estomac héréditairement surmené. Tels sont aussi ceux dans lesquels la faiblesse sécrétoire de l'estomac date d'une infection digestive ancienne (gastro-entérite infantile, fièvre typhoïde, etc.), d'une infection générale en voie d'évolution (tuberculose), d'une intoxication chronique (alcool). Ces malades sont encore capables de digérer une petite quantité d'aliments : ce sont de petits mangeurs, dont on n'arrive pas à augmenter la ration, parfois insuffisante, sans provoquer d'indigestion. » Souvent ils présentent un pouvoir de digestion électif, ou encore une intolérance élective, en quelque sorte idiosyncrasique, vis-à-vis de certains aliments. On sait aussi que le cancer de l'estomac s'accompagne généralement d'hypopepsie. Ajoutons que l'opothérapie *gastrique*, dans ce cas, se doublera utilement de l'emploi des laits fermentés (kéfir, yohourth), aliments à la fois acides et partiellement peptonisés.

Chez les hyperpeptiques, par contraste avec ce qui vient d'être dit, il semblerait que l'opothérapie gastrique et la kéfirothérapie dussent être invariablement mal tolérées. Tel est souvent le cas, en fait; mais ce n'est pas le cas toujours, soit que les médications précédentes, notamment l'opothérapie, jouent un rôle régulateur, capable de s'exercer dans le sens d'une frénation, soit pour toute autre cause que nous ignorons.

L'expérience, en effet, prouve que l'opothérapie gastrique (et il en est de même de la kéfirothérapie) produit de bons effets chez un certain nombre d'hyperpeptiques (Surmont et P. Carnot); il est bon, par conséquent, surtout après échec des médications classiques, d'en faire l'essai.

Ajoutons que P. Carnot, chez des hyperpeptiques avec ou sans ulcère, a obtenu de bons résultats, notamment sur les douleurs, en administrant 2 à 8 grammes de *sérum* sec, tel quel ou délayé dans de l'eau, à plusieurs reprises, s'il le faut. Il pense que le sérum pur agit par action antipeptique et anti-acide.

Sous quelle forme réalise-t-on l'opothérapie gastrique? On fait ingérer, au commencement du repas, un cachet d'extrait sec de muqueuse gastrique. On bien, comme l'a proposé Pawlow, on administre du suc gastrique extrait par fistule chez le chien (Frémont) ou chez le porc (« dyspeptine » de Hepp).

Dyspepsies intestinales. — Les dyspepsies intestinales sont nécessairement multiples, puisque des organes très divers peuvent les produire : duodénum, jéjuno-iléon, gros intestin, foie, pancréas. Au point de vue sémiologique, il n'est pas toujours facile de démêler les organes qui sont en cause ; nous avons indiqué sous des rubriques appropriées, rangées à leur ordre alphabétique, les signes principaux qui ressortissent à chacun d'eux. Rappelons quelques notions.

D'une façon générale, l'insuffisance du tractus intestinal (sans parler du pancréas et du foie) entraîne volontiers de la constipation, qui sera traitée avec avantage par l'extrait *entérique*.

A cette insuffisance, le duodénum prend certainement la plus grande part : la constipation est parmi les signes principaux par lesquels cet organe traduit son déficit ; aussi recommandons-nous, de préférence à l'extrait entérique total, l'extrait *duodénal* (Voy. Constipation et Duodénale insuffisance).

La dyspepsie par insuffisance pancréatique, qui s'accompagne souvent de diarrhée (voy. Pancréatique insuffisance), est justiciable de l'extrait *pancréatique*.

La dyspepsie par déficit biliaire (voy. Biliaire insuffisance et Constipation) est une grande cause de constipation, et réclame l'opothérapie *biliaire*.

Éclampsie. — Différents faits, expérimentaux et anatomo-cliniques, tendent à faire rattacher l'éclampsie gravidique à une insuffisance parathyroïdienne (Vassale). Dans certains cas, l'opothérapie *parathyroïdienne* a paru produire de très bons effets.

D'une manière générale, il en est de même pour divers accidents convulsifs.

Eczéma. — L'opothérapie *thyroïdienne* peut avoir de bons effets, non seulement quand l'eczéma s'accompagne d'une insuffisance thyroïdienne patente, mais aussi dans d'autres cas (Moussous, Parhon et Papinian). Voy. Dermatoses.

Entérites. — Les entérites sont de divers types.

Entérites aigues. — Dans ces entérites (infectieuses, dysentériques, etc.) l'opothérapie *entérique* s'est montrée peut-être utile, mais insuffisante.

Rocaz a rapporté des résultats « merveilleux » obtenus par ce traitement chez les nourrissons.

P. Carnot a plusieurs fois obtenu de bons résultats en faisant ingérer de la poudre de *sérum* normal diluée dans de l'eau ; le sérum lui paraît devoir modifier avantageusement la muqueuse et la flore intestinale.

Entérites chroniques. — L'opothérapie *intestinale* a rendu quelques services dans les diarrhées de l'enfant et de l'adulte, en particulier chez les tuberculeux. Toussaint s'en est loué dans la diarrhée chronique des pays chauds. On pourra l'associer à la bactériothérapie lactique (kéfir, etc.).

Entérite mucomembraneuse. — Nepper a insisté

sur les bons effets de l'opothérapie biliaire, la bile contrariant utilement (Nepper et Riva) l'action coagulante que la mucinase (H. Roger, Trémolières) exerce sur le mucus.

L'opothérapie *entérique* (extrait entérique, duodénal) donne quelquefois des succès. Elle peut seconder les effets d'une cure thermale (de Langenhagen).

P. Carnot s'est bien trouvé d'un traitement local que voici : il introduit par l'anus, au moyen d'une longue sonde molle, 20 à 40 centimètres cubes de sérum de cheval chauffé, dont il facilite la pénétration jusque dans le côlon transverse par la position de Trendelenburg et un léger massage ascendant.

Épilepsie. — On a employé diverses médications opothérapiques, parfois avec avantage, plus souvent avec un succès médiocre.

Citons, comme ayant à leur actif des observations favorables : l'opothérapie *nerveuse* (Babès, Gibier, Cullerre), qui paraît être du moins un utile adjuvant de la cure bromurée (M. Greco) ; l'opothérapie ovarienne, utile quand on note une relation des crises avec les fonctions génitales ; l'opothérapie *thyroïdienne,* qui réussit surtout chez les épileptiques hypothyroïdiens (goitreux, myxœdémateux).

M. Sicard conseille fort d'associer, à la médication bromurée, la médication thyroïdienne, qui corrige la dépression engendrée par le bromure.

Fibromes utérins. — L'opothérapie *mammaire,* employée par R. Bell, Pryor, Schrober, Crouse,

Baluaud, s'est montrée fort utile par son influence décongestive et hypotrophique sur l'utérus (V. p. 121). Elle amende les hémorragies, et, d'après certaines observations, elle pourrait faire régresser le néoplasme lui-même.

Fièvres. — Voy. Infectieuses maladies.

Fièvre typhoïde. — Le traitement de la fièvre typhoïde comporte des indications opothérapiques qui lui sont communes avec d'autres maladies infectieuses (V. Infectieuses maladies) : c'est chez des typhiques, tout particulièrement, que l'opothérapie *hypophysaire* (Rénon et A. Delille) ou *surrénale* a été employée avec grand profit.

Pour aider à la réparation fonctionnelle de la muqueuse, surtout après la période aiguë, et par la suite, l'opothérapie *intestinale* (extrait entérique, et surtout *duodénal*) nous paraît très indiquée.

Foie (insuffisance). — D'une façon générale, dans les affections chroniques du foie, et même chez des sujets (arthritiques notamment, tuberculeux, etc.) où les troubles de cet organe n'apparaissent pas au premier plan, il existe une insuffisance hépatique, qui se traduit par un état plus ou moins franc d'intoxication générale, et par quelques signes plus spéciaux. La très heureuse influence, en pareil cas, de l'opothérapie *hépatique*, a été établie par Gilbert et Carnot (1896) et confirmée par nombre d'auteurs.

Foie (maladies du). — Dans les maladies du foie, d'une façon générale, il y a tout naturellement insuffisance hépatique (v. Foie insuffisance) et indication pour l'opothérapie *hépatique* (Gilbert et Carnot).

Même dans des affections graves, cette médication produit des améliorations, sinon des guérisons. Ainsi, d'après P. Carnot, dans le foie cardiaque, on peut obtenir « une augmentation de l'excrétion urinaire et une disparition des œdèmes » ; dans le cancer hépatique même, les effets « sont moins décevants, parfois, qu'on ne pouvait s'y attendre ». Nous indiquons ailleurs les résultats obtenus dans les cirrhoses (V. ce mot, p. 54).

Une place à part doit être réservée aux affections de l'appareil biliaire. Dans les angiocholites, dans la lithiase biliaire (page 86) l'opothérapie hépatique s'est montrée utile ; mais elle cède le pas à l'opothérapie *biliaire*, dont les effets cholagogues sont particulièrement puissants.

Fractures. — Étant donnée l'action puissante du corps thyroïde sur la croissance des os, Gauthier (de Charolles) eut l'idée d'appliquer l'opothérapie *thyroïdienne* au traitement des fractures lentes à se consolider ou suivies de pseudarthroses. Les résultats furent très satisfaisants (Quénu, Level, etc.) à condition, bien entendu, qu'il n'y eût pas un empêchement mécanique au contact des fragments osseux, ou des troubles très graves de la nutrition (vieillesse, phosphaturie, etc.).

Il y a plus : par un traitement thyroïdien préventif, appliqué à tout sujet atteint de fracture, on a observé des consolidations exceptionnellement rapides.

Ajoutons qu'on peut se demander, surtout d'après des expériences de L. Morel, si l'opothérapie parathyroïdienne ne serait pas encore plus active ; c'est à l'épreuve clinique d'en décider.

Gastro-entérites. — Sur l'opothérapie *intestinale*, nous avons fourni, à l'article *Entérite* (p. 69) des indications que nous n'aurions ici qu'à répéter.

Une mention doit être ajoutée pour l'opothérapie *gastrique*, dont l'efficacité est grande dans les gastro-entérites aiguës et chroniques de l'adulte et surtout de l'enfant. Dans la gastro-entérite des nourrissons, la dyspeptine de Hepp, notamment, a rendu de grands services. On en donne généralement de 2 à 4 cuillerées à café par jour, espacées, précédant une prise d'aliments (Sabrazès, Guérin, Méry, Hutinel et Gaussel) ; la cessation des vomissements est souvent très rapide. Le traitement dure de 8 à 15 jours dans les cas aigus ; il faut le prolonger bien plus dans les cas chroniques, en interrompant un peu la cure de 15 en 15 jours.

Goitre. — Il faut distinguer deux cas. Certains goitres, d'emblée ou secondairement (goitres basedowifiés) sont accompagnés de symptômes basedowiens (exophtalmie, palpitation, tremblement, etc.). C'est le traitement de la maladie de Basedow (p. 46) qui leur convient.

D'autres s'accompagnent, au contraire, d'insuffisance thyroïdienne : c'est l'opothérapie *thyroïdienne* qu'on leur appliquera.

Le goitre simple s'accompagne souvent d'insuffisance thyroïdienne, qui peut aller jusqu'au myxœdème le plus caractérisé. L'opothérapie thyroïdienne s'impose en pareil cas.

Goitre exophtalmique (Voy. Basedow).

Goutte. — Étant donné le rôle du foie dans l'élaboration des éléments de l'urine et de l'acide urique, Gilbert et Carnot ont appliqué l'opothérapie *hépatique*. Les résultats furent favorables. Le traitement ne s'adresse pas à l'accès aigu, mais à la diathèse dans l'intervalle des accès. On donnera de 2 à 4 cachets d'un gramme d'extrait hépatique par jour, pendant 3 semaines ; il sera bon de faire ensuite une cure alcaline (bicarbonate de soude ou lithine).

Lorand, ainsi que d'autres, préconise l'opothérapie *thyroïdienne* comme favorisant les éliminations urinaires, notamment celle de l'acide urique. C'est là, d'ailleurs, une méthode générale de traitement de l'arthritisme (V. ce mot, p. 43).

Grossesse (troubles de la). — Il y a, dans la grossesse, même normale, des modifications physiologiques de l'organisme attribuables à une diminution de la sécrétion interne des ovaires (Charrin et Guillemonat), et qui peuvent s'exagérer jusqu'à devenir des désordres pathologiques, très analogues à ceux de la ménopause (p. 87) : bouffées congestives, palpitations, dyspnée, etc. Ces troubles cèdent, en général, à l'opothérapie *ovarienne* (Lebreton).

Les vomissements eux-mêmes (et parfois ceux dits

incoërcibles), ne font pas exception (Stella, Lebreton, Grisellini), aussi convient-il toujours d'essayer ce traitement avant de recourir à l'avortement (Stella). Ajoutons que Silvestri, se basant sur une analogie avec les vomissements de la maladie d'Addison, a employé l'opothérapie *surrénale* (par ingestion) avec succès dans un cas très grave. L'opothérapie surrénale a donné aussi de bons résultats à Robinson en pareil cas.

Hémophilie. — L'hémophilie étant une maladie masculine (bien que transmissible par les femmes), on a essayé l'opothérapie *ovarienne*, qui aurait donné de bons résultats (Zavadier, L. Grant), mais rarement. Fuller et quelques autres l'auraient employée avec succès.

Le *sérum* frais de cheval, en injection intraveineuse de 10 centimètres cubes, peut enrayer les hémorragies pendant plusieurs semaines (P.-E. Weil), non toutefois dans tous les cas ; on peut aussi panser au sérum les points qui saignent.

Hémoptysies. — Les hémoptysies sont justiciables de la méthode opothérapique au même titre que les autres hémorragies (V. ci-après).

Relevons spécialement les bons résultats, chez les tuberculeux, même avancés, de l'opothérapie *hépatique* (Gilbert et Carnot, Mulette, Berthe).

Hémorragies. — On connaît l'influence du foie sur la coagulabilité du sang et, corrélativement, la tendance hémorragipare des maladies de cet organe.

Gilbert et Carnot ont appliqué avec succès l'opothérapie *hépatique* contre les hémorragies et contre les diathèses hémorragiques, dans les cas, par exemple, d'épistaxis à répétition ou d'hémoptysies rebelles, de causes diverses.

On a aussi préconisé des extraits de *rate*.

On a utilisé les propriétés coagulantes du *sérum* frais de cheval (P. Carnot et P.-E. Weil).

On peut appliquer le sérum sur des surfaces saignantes (pansement, tamponnement, etc.); mais il n'agit pas mieux que la gélatine (P. Carnot). On peut aussi l'injecter (10 à 15 cc. intraveineux, ou le double sous la peau ; moitié moins chez l'enfant ; on peut recommencer au bout de 2 jours). L'effet se manifeste au bout de deux jours et peut durer trois semaines et plus. On a pu enrayer ainsi des hémorragies très diverses, même l'hémoglobinurie. On a aussi employé ce moyen comme préventif, avant les accouchements ou les opérations sanglantes. Les résultats sont bons, mais toutefois inconstants.

On utilise l'opothérapie *surrénale* soit localement, soit comme médication interne.

Dans le premier cas, on emploie généralement l'adrénaline de la même manière que pour diminuer les congestions (V. p. 55), en solutions dont le titre varie de 1 pour 1000 à 1 pour 5000 et quelquefois moins. Ce moyen n'est applicable qu'aux hémorragies n'intéressant que de petits vaisseaux. C'est ainsi qu'on l'utilise en cas d'épistaxis (en introduisant quelques gouttes de solution dans la narine qui saigne), en cas d'hémorragie gingivale et dans une multitude d'hémorragies ou de petites opérations sanglantes portant sur le pharynx (amygdalotomie), le nez, l'oreille, l'œil, l'urètre, l'utérus (injections intra-utérines à 1 pour 10000 ou 20000), etc.

Il faut bien savoir que l'action constrictive de l'adrénaline est transitoire et qu'une vasodilatation lui succède ; de là des hémorragies ultérieures, secondaires, qu'il convient de prévenir par tamponnement.

Quand le siège de l'hémorragie est inaccessible aux applications directes, l'opothérapie surrénale est employée à l'intérieur, par injection ou par ingestion. On peut utiliser à cet effet l'adrénaline, mais l'extrait total (V. p. 35) n'est pas moins efficace et nous croyons même, pour notre part, qu'il l'est davantage.

Il est des cas où, l'action locale étant suivie d'absorption complète du produit, la médication se trouve être à la fois externe et interne. Ainsi en est-il quand l'extrait surrénal est ingéré pour combattre une hémorragie gastrique ou intestinale. Il en était de même aussi quand, pour tarir une hémoptysie, Bouchard et Le Noir instillaient, dans la trachée, de l'adrénaline à $\frac{1}{10000}$, ou que Vaquez injectait, dans le poumon, par ponction directe, 5 centimètres cubes d'adrénaline à $\frac{1}{5000}$. Bien que ces essais aient réussi, on préfère généralement, comme Rénon et Louste, Souques et Morel, injecter un demi-milligramme d'adrénaline sous la peau, ou simplement administrer de l'extrait surrénal par ingestion. On obtient ainsi des résultats satisfaisants, qui se manifestent d'ordinaire au bout de quelques heures.

L'opothérapie surrénale a été employée dans les maladies infectieuses à forme hémorragique, dans les purpuras, généralement sans grand succès. Lequeux en a obtenu de bons résultats dans certains états hémorragipares qu'on observe chez les nouveau-nés.

Hémorroïdes. — On utilise contre les hémorroïdes l'effet vasoconstricteur local de l'adrénaline (Le Noir, Bouchard, Mossé, etc.) ; la congestion locale, sous cette influence, diminue ainsi que les douleurs ; les hémorragies cessent ; et lorsque les hémorroïdes sont procidentes, elles deviennent réductibles.

Dans le cas d'hémorroïdes procidentes, on lave la région, on l'essuie, puis on y applique un tampon d'ouate hydrophile copieusement imbibé de solution d'adrénaline, qu'il sera bon de faire tiédir au préalable. La solution suivante donne de bons résultats :

Adrénaline au $\frac{1}{1000}$	XXX gouttes
Chlorhydrate de cocaïne . . .	0 gr. 03.
Eau	30 gr.

Les solutions d'adrénaline fortes, à $\frac{1}{1000}$, par exemple, sont mal supportées. — On recouvre d'un taffetas imperméable pour empêcher la dessiccation et l'on renouvelle l'application toutes les heures.

Dans le cas où les hémorroïdes ne sont pas procidentes, tout en étant douloureuses ou saignantes, on emploie un suppositoire contenant dix gouttes d'adrénaline à $\frac{1}{1\,000}$, auxquelles on peut adjoindre utilement o gr. o3 de chlorhydrate de cocaïne.

Hypertension artérielle. — Bien que divers extraits d'organes (intestin, ovaire, etc.) aient des propriétés hypotensives dans certaines conditions expérimentales, l'opothérapie ne possède pas actuellement de médicaments directement hypotenseurs.

Mais en revanche elle en possède qui remédient, dans certains cas, à la cause même de l'hypertension artérielle et, par là, n'en sont que plus recommandables. Telle est l'opothérapie *thyroïdienne*, médication de l'artério-sclérose et de l'arthritisme (p. 43).

Telle est aussi l'opothérapie *ovarienne*, applicable, notamment vers la ménopause, à l'insuffisance ovarienne (p. 97), qui peut s'accompagner d'hypertension.

Par contre l'extrait *hypophysaire* et l'extrait *surrénal*, étant hypertenseurs, sont généralement contre-indiqués chez les hypertendus.

Hyperfonctionnements glandulaires. — Voy. Surrénal, ovarien, thyroïdien, etc. (hyperfonctionnement).

Hypofonction (syndromes d'). — Voy. Biliaire, duodénale, etc. (insuffisance).

Hypophysaire (insuffisance). — Rappelons

que la pathologie a montré un certain nombre de désordres associés à des tumeurs hypophysaires : l'acromégalie, le gigantisme, la glycosurie, l'obésité, l'atrophie des organes génitaux, enfin le syndrome adiposo-génital (constitué par l'association de ces deux derniers troubles). Mais ces diverses perversions nutritives ne peuvent encore, pour le moment, être rattachées avec certitude à un vice de fonctionnement de la glande plutôt qu'à la compression des parties adjacentes du cerveau.

D'après Rénon et Delille, l'insuffisance hypophysaire, celle qui accompagne notamment les altérations de la glande si fréquentes dans les infections graves, se traduit par deux symptômes principaux : l'abaissement de la pression artérielle et l'accélération du pouls, auxquels se joignent de l'anorexie, des sensations de chaleur, des sudations, etc. (Voy. p. 83).

Hypotension. — Deux médicaments opothérapiques, hypertenseurs l'un et l'autre, sont applicables dans les cas, très nombreux et divers, où il y a lieu de remonter la pression artérielle : ce sont l'extrait *surrénal* et l'extrait *hypophysaire*.

Ils trouvent leur application notamment dans les cardiopathies (p. 51), dans les grandes infections (p. 82).

L'opothérapie surrénale sera préférée quand existe un syndrome caractérisé d'insuffisance surrénale (p. 111).

Ichtyose. — L'ichtyose, dont Weill avait soutenu

avec raison l'origine dysthyroïdienne, est améliorée, parfois guérie par le traitement *thyroïdien* (Weil et Mouriquand, Nobbs, etc.).

Ictère. — Dans les ictères par rétention, dus à l'inflammation des conduits (ictère catarrhal, angiocholites) ou à un calcul, l'opothérapie *biliaire* a rendu des services, sans doute par deux mécanismes : en remplaçant dans l'intestin la bile absente, mais surtout en provoquant un flux de bile, qui balaie l'obstacle.

Ce traitement est usité, en outre, comme préventif contre la lithiase (v. c. m., p. 86).

Impuissance virile. — Les injections d'extrait *orchitique,* trop vantées par Brown-Séquard, agissent surtout, semble-t-il, sur l'imagination.

L'extrait de *prostate* (qui est, comme le précédent, riche en spermine) a été employé avec un certain succès, notamment par Le Fur.

Incontinence d'urine. — Hertoghe regarde l'incontinence nocturne essentielle d'urine, chez les enfants et adolescents, comme relevant souvent d'une insuffisance thyroïdienne (p. 115), parfois héréditaire : l'opothérapie *thyroïdienne,* à laquelle il associe volontiers le brome et l'iode, lui a fréquemment procuré de promptes guérisons. Williams, qui a traité de cette manière 25 cas, n'a échoué complètement qu'une seule fois.

Zanoni, de son côté, avec l'opothérapie surrénale, employée à doses assez larges et, au besoin, croissantes, dit avoir guéri entièrement 66 malades sur

134, et n'avoir eu d'échec complet que dans 21 cas. Federici préconise aussi l'opothérapie surrénale.

Infantilisme.—Voy. Croissance (troubles), p. 60.

Infectieuses (maladies). — Certains organes participent, dans une mesure particulièrement importante, à la défense de l'organisme contre les infections ; il est logique d'employer les extraits de ces organes dans les maladies infectieuses, ne fût-ce que pour soutenir leur fonction, d'autant plus exposée à défaillir qu'elle est astreinte à un plus grand effort. Plusieurs glandes vasculaires sanguines sont dans ce cas.

Tel est, en particulier, le corps thyroïde. L'opothérapie *thyroïdienne* mériterait sans doute d'être plus largement utilisée, dans cet ordre de faits, qu'elle ne l'a été jusqu'à présent ; elle a été préconisée par Sardou ; divers auteurs l'ont employée avec succès dans la tuberculose, la scrofulose.

L'extrait de *ganglions lymphatiques*, en injections sous-cutanées, a été recommandé par Vidal, dans des infections très diverses, à forme lente ou rapide (rhumatisme, infection puerpérale, scarlatine, fièvre ganglionnaire infantile, etc.) Il injectait, dans la fesse, de 1 à 5 centimètres cubes par jour, suivant la gravité, à raison d'un centimètre cube par injection. Il est bon, dit-il, d'appliquer ce traitement dès le début : la maladie est ainsi abrégée.

Aux surrénales et à l'hypophyse on assigne, dans les infections, un rôle antitoxique, dont le fléchissement se traduit par des altérations profondes de ces glandes quand l'intoxication est grave; d'autre part, ces organes possèdent une action tonique sur le système cardio-vasculaire et leurs extraits sont hypertenseurs.

C'est surtout à ce dernier titre que l'opothérapie surrénale et l'opothérapie hypophysaire ont été utilisées.

Dans des infections graves de diverse nature, l'opothérapie *hypophysaire* a fourni à Rénon et Arthur Delille des résultats excellents, surtout comme tonique du cœur: la pression artérielle se relevait, le pouls devenait moins rapide et plus ample, la diurèse augmentait, l'état général s'améliorait de son côté. Ces effets furent particulièrement nets dans la fièvre typhoïde, qu'on réussit parfois à faire tourner court; dans tous les cas, la convalescence fut rapide. Résultats semblables dans la diphtérie, l'érysipèle, la grippe asthénique (Azam), l'infection puerpérale, la méningite cérébro-spinale.

Aussi Rénon et A. Delille déclarent-ils que « l'opothérapie hypophysaire doit prendre place à côté de la médication spécifique dans le traitement des toxi-infections », quand le pouls est rapide, la pression artérielle abaissée. Ils faisaient ingérer chaque jour 30 à 50 centigrammes d'extrait sec.

On s'est adressé aussi à l'opothérapie *surrénale* pour remplir des indications analogues, notamment dans la diphtérie (Méry avec Weill-Hallé et Parturier, Hutinel, Louis Martin et Darré). Rolleston, Netter appliquent même cette médication systématiquement chez tous les diphtériques, dès le début, et ils la prolongent au delà de la période d'état, s'il survient des paralysies.

« L'opothérapie surrénale a donné aussi de bons résultats dans d'autres infections : scarlatine (Hutinel, Louis Martin), fièvre typhoïde (P. Carnot), etc. » Comme la médication hypophysaire, c'est dans les états de collapsus qu'elle trouve ses plus formelles indications.

On a utilisé avec succès soit l'adrénaline, soit l'extrait surrénal total. Avec L. Martin, et pour des raisons que nous avons dites, nous croyons ce dernier préférable (p. 35).

Ainsi, à en juger par ce qui précède, l'extrait surrénal et l'extrait hypophysaire, tous deux hypertenseurs, ont des indications analogues. S'il se confirme qu'ils s'équivalent, il semble que l'extrait hypophysaire, plus maniable à cause de son absence de toxicité, doive mériter la préférence. Toutefois, l'expérimentation tend à montrer que l'extrait hypophysaire renforce plus particulièrement l'énergie du cœur et que l'extrait surrénal relève tout spécialement le tonus des vaisseaux ; la thérapeutique peut avoir à mettre cette différence à profit.

Une mention est due encore à l'emploi du *sérum* de cheval normal en injections sous-cutanées. Cette médication est logique, étant donné que parfois le sérum diphtérique s'est montré favorable dans des infections non diphtériques, sur lesquelles il ne pouvait avoir de prise qu'en tant que sérum banal, et que d'autre part le sérum simple ne laisse pas d'être efficace — beaucoup moins, il est vrai, que le sérum spécifique, — contre la diphtérie elle-même. En fait, le sérum a paru améliorer l'érysipèle, la pneumonie, la tuberculose, les angines diverses, la coqueluche, la fièvre typhoïde, etc.

La convalescence des maladies infectieuses comporte, suivant les cas, des applications variées de l'opothérapie : extrait thyroïdien pour combattre l'anorexie (p. 43), extraits appropriés aux diverses formes de dyspepsies, fréquentes chez les infectés (Voy. Dyspepsies, gastro-entérite, p. 65, 73).

Insomnie. — L'opothérapie hémato-éthyroïdienne a souvent réussi (Lorand), surtout quand il existe des traces du syndrome d'hyperthyroïdie (Sardou) indiqué ailleurs (p. 107).

L'opothérapie hypophysaire a donné de bons résultats à Sardou.

Insuffisance glandulaire. — Voy. Biliaire, duodénale, hépatique, hypophysaire, ovarienne, surrénale, thyroïdienne.

Intoxications. — Dans bien des intoxications graves (morphine par exemple), on a employé l'opothérapie surrénale (injections sous-cutanées d'adrénaline) pour lutter contre le collapsus, exactement comme dans les infections sévères.

Lactation insuffisante. — L'opothérapie mammaire a parfois quelque effet (Pryor, Pochon). Aux nourrices qui ont leurs règles, et dont la sécrétion lactée fléchit, Pochon recommande l'extrait mammaire, à prendre avant et pendant chaque menstruation.

Bouchacourt, se fondant sur des considérations biologiques intéressantes, a employé l'extrait placentaire ; il a obtenu, ainsi que Brindeau, des résultats très nets, mais inconstants.

Laryngites. — H. Grasset s'est loué de l'opothérapie pulmonaire. Sardou (de Nice) recommande l'extrait de muqueuse laryngée aux sujets prédisposés aux laryngites.

Lavements nutritifs. — L'addition d'extrait pancréatique aux lavements alimentaires les rend plus tolérables et absorbables.

Leucémie. — La moelle osseuse a donné à divers auteurs des résultats satisfaisants, parfois remarquables.

Lithiase biliaire. — De très nombreuses observations (Gautier, Blankaert, Pautré, Daugart, Huchard, etc.) attestent l'efficacité de l'opothérapie *biliaire* pendant les accès (Voy. Ictère), mais plus encore dans leur intervalle, pour en espacer ou même en supprimer le retour. L'extrait biliaire est regardé en effet comme le meilleur des cholagogues, en même temps que le plus anodin.

Le malade prend tous les jours, pendant des années, 0 gr. 10 ou 0 gr. 20 d'extrait sec à chaque repas. On peut suspendre la médication pendant une dizaine de jours chaque mois (Mathieu).

L'opothérapie hépatique a donné aussi de bons résultats (Cassaët) ; elle est moins communément employée.

Lymphatisme. — D'après les observations de Hertoghe, Rivière et Rayer, Léopold Lévi et H. de Rothschild, etc., diverses affections, rattachées au lymphatisme, à la scrofule, à l'adénoïdisme sont parmi les manifestations possibles de l'insuffisance thyroïdienne (p. 115). Citons la blépharite ciliaire, certaines rhinites, les végétations adénoïdes, l'hypertrophie des amygdales, les auto-infections (notamment les angines à répétition) et enfin tout un ensemble de signes qui caractérisent ce qu'on appelle le tempérament lymphatique. Les bons effets de l'opothérapie thyroïdienne, dans les cas de ce genre, ont confirmé cette manière de voir.

Maigreur. — Voy. Nutrition.

Ménopause. — La ménopause artificielle, déterminée par l'ovariotomie double, et la ménopause naturelle (surtout si elle est anticipée) s'accompagnent souvent de toute une série de désordres divers, connus depuis fort longtemps, et qui sont rattachés aujourd'hui à une perturbation humorale ; ce sont les troubles que l'on trouvera énumérés sous la rubrique : Ovarienne (insuffisance), p. 97.

Nerveux, circulatoires, viscéraux, nutritifs, ils sont très variés, et comme ils ne sont généralement pas au complet, ils forment des syndromes un peu différents suivant les sujets. Rappelons que les phénomèmes congestifs et les troubles du caractère sont parmi les plus fréquents.

Ces désordres ne doivent pas être négligés, car ils sont souvent pénibles et, qui pis est, ils créent des prédispositions morbides, connues et redoutées, dont le rhumatisme chronique et d'autres maladies dyscrasiques peuvent découler.

Leur traitement n'est autre que l'opothérapie ovarienne. Celle-ci donne d'excellents résultats en général dans les cas de ménopause naturelle ou chirurgicale, en attendant que l'organisme s'adapte à l'état d'insuffisance ovarienne, qui a, de prime abord, troublé son équilibre. Les observations de Fraenkel, Jacobs, Jayle, Lissac, Mossé, Dalché, et de bien d'autres, ne permettent pas, croyons-nous, de conserver des doutes sur l'efficacité, la nécessité de cette médication.

Menstruation (troubles de la). — La menstruation peut être troublée par défaut ou par excès.

A. — Du premier cas relève l'*aménorrhée*, le plus souvent aussi la *dysménorrhée*. L'aménorrhée peut n'être que relative et mériter le nom d'hypoménorrhée : c'est quand les règles sont trop minimes, trop brèves ou trop espacées. Si les règles ne se répètent pas tous les 28 jours, il a insuffisance menstruelle (Batuaud). L'insuffisance menstruelle atteste elle-même, à moins qu'elle ne relève de conditions mécaniques, une insuffisance ovarienne, et appelle le traitement *ovarien*. Quand il y a retard dans l'établissement de la fonction menstruelle chez une jeune fille (qui est souvent alors une chlorotique) ce traitement est à appliquer ; il réussit parfois même alors qu'il existe de l'hypoplasie utéro-ovarienne (Mainzer). Il est à prescrire aussi, bien entendu, quand la menstruation devient insuffisante chez la femme adulte, avant l'époque normale de la ménopause.

L'opothérapie, en même temps qu'elle tend à ramener le flux menstruel, amende les autres troubles d'insuffisance ovarienne : nerveux, circulatoires, etc. (Voy. Ovarienne insuffisance). De très nombreuses publications établissent son efficacité habituelle, à tous ces points de vue.

B. — La menstruation peut être troublée par excès : les règles étant trop fréquentes, ou trop prolongées, ou enfin trop abondantes au point de mériter le nom de ménorrhagies.

L'opothérapie *thyroïdienne* est alors indiquée. Mais mieux vaut encore, comme le montrent les résultats obtenus par divers gynécologues américains, et en France par Batuaud, par Pochon, recourir à l'opothérapie *mammaire*, dont l'efficacité remarquable se double d'une parfaite innocuité (Luncz).

Métrites. — Dans les métrites aiguës ou chroniques, et en général dans les maladies diverses de l'appareil génital de la femme, il y a souvent de la dysovarie, tout au moins fonctionnelle (Dalché). Il est de fait que l'opothérapie ovarienne a produit de bons effets, calmant les douleurs, notamment, et amendant même la constipation (Bestion).

Toutefois, lorsque la congestion domine, notamment, d'après Batuaud, dans les scléroses utérines et les endométrites hémorragiques parfois associées à des rétrodéviations, c'est l'opothérapie mammaire, à cause de son action décongestive sur la matrice, qui devra être préférée.

Ajoutons que dans les métrites, ou à la suite de curettages, R. Petit conseille de panser la cavité utérine (préalablement lavée, puis asséchée), à l'aide d'une mèche imbibée de sérum de cheval et contenant 1 gramme de ce sérum à l'état sec.

Migraine. — Il semble bien que la migraine, comme d'autres manifestations de l'arthritisme, puisse être liée (Vetlessen, Hertoghe, L. Lévi, et H. de Rothschild, Parhon, etc.) à de l'insuffisance thyroïdienne (Voy. p. 115). En tout cas, elle est souvent guérie ou améliorée par l'opothérapie *thyroïdienne*. Il en est de même, d'ailleurs, d'autres céphalalgies à type non migraineux.

On sait, d'autre part, que la migraine, chez la femme, affecte volontiers des rapports avec les circonstances de la vie génitale ; elle semble souvent se rattacher à de l'insuffisance ovarienne (p. 97). L'opothérapie *ovarienne* donne alors de bons résultats.

Mongolisme. — L'opothérapie thyroïdienne est efficace (Bourneville), mais moins que dans le myxœdème.

Myasthénie. — Dans deux cas, l'un de Parhon et Urechia, l'autre de A. Delille et Vincent, l'opothérapie hypophysaire eut de très bons effets. Dans le deuxième de ces cas, à raison de certains signes d'hypoovarie, l'opothérapie ovarienne fut employée concurremment.

On a obtenu aussi des améliorations avec l'opothérapie surrénale appliquée seule (Claude et Vincent) ou associée à l'opothérapie thymique.

Myopathies. — L. Lévi et H. de Rothschild pensent qu'il y aurait lieu d'essayer l'opothérapie hypophysaire dans diverses maladies des muscles (défaut de développement, amyotrophies, etc.). Ils en ont obtenu de beaux effets dans des myopathies.

Myxœdème. — Il est avéré que le myxœdème représente le type le plus franc de l'insuffisance thyroïdienne (p. 115), encore qu'il comporte tous les degrés jusqu'au type le plus fruste.

L'efficacité admirable du traitement thyroïdien, surtout quand il est appliqué dès le jeune âge, en cas de myxœdème infantile, est classique depuis les observations de Bouchard et de Murray, universellement confirmées.

Néphrites. — L'opothérapie rénale, dans les néphrites, a été inaugurée par Dieulafoy sous forme d'injections sous-cutanées. La macération de tissu rénal et l'extrait sec, en ingestion, sont plus usités et ont donné de bons résultats.

Dans les néphrites *aiguës*, on a enregistré des résultats remarquables, quel que fût l'âge des malades et la modalité clinique (Concetti, Spolverini, etc.).

D'ordinaire la diurèse augmente, l'albuminurie décroît, les symptômes d'urémie s'amendent; on peut observer la guérison complète. Quand la néphrite est subaiguë, le résultat est moins parfait, quoique très notable.

Dans les néphrites *chroniques* (goutteuses, tuberculeuses, toxiques ou de cause inconnue), la restitution histologique est impossible; l'opothérapie n'y peut rien ; parfois même elle a paru nuisible, mais c'était surtout dans les cas où l'on avait employé de la macération de rein frais, dont les albumines hétérogènes, non modifiées, abondantes, semblent capables de produire des accidents néphrotoxiques, auxquels, heureusement, ne peut guère exposer l'extrait sec. Cependant, d'après J. Parisot, aux périodes de bonne compensation fonctionnelle des néphrites chroniques, toute opothérapie rénale peut nuire, en surélevant la pression artérielle ; celle-ci demande, en tout cas, à être surveillée. En somme, il n'y a pas lieu, semble-t-il, de recourir à l'opothérapie dans le cours des néphrites chroniques, en dehors des périodes d'exacerbation.

Mais, que la néphrite soit chronique ou aiguë, l'opothérapie rénale doit être mise en œuvre quand apparaissent des *accidents urémiques aigus* tels que crises de dyspnée, respiration de Cheyne-Stokes, délire, convulsions, coma.

L'extrait rénal montre alors une réelle efficacité, soit qu'il remplisse un rôle antitoxique, soit encore qu'il exerce, suivant une conception proposée par Spillmann et Parisot et conforme aux principes généraux de l'opothérapie, une action stimulante et restauratrice élective sur la cellule rénale.

C'est surtout en pareil cas, c'est-à-dire en présence d'accidents urémiques, que l'on peut utiliser, à l'exemple de Teissier (de Lyon), le sérum de veine rénale (Bogaert, Thévenot), dont l'action est d'ailleurs assimilable, d'après les observations comparatives de Spillmann et Parisot, à celle de l'extrait rénal.

Voy. aussi : Reins (insuffisance des).

Neurasthénie. — Chez les neurasthéniques, on peut toujours se demander si les bons effets d'une médication ne procèdent pas d'une influence psychique. Peut-être est-ce en partie à ce mécanisme que doivent être rapportés les succès, d'ailleurs réels, de l'opothérapie *orchitique*.

Dans les états d'épuisement nerveux, de surmenage, des injections d'extrait *nerveux* (aqueux ou huileux, totaux ou partiels) ont donné de bons résultats à Constantin Paul, à Dufournier, puis à d'autres, notamment à M. Greco, qui s'en est beaucoup loué, à Briand, à Page (qui emploie l'extrait éthéré de cerveau).

Dans certains cas, des indications particulières se posent pour des médications opothérapiques diverses.

L'opothérapie *hypophysaire* a donné des résultats remarquables chez des neurasthéniques avec tachycardie, pression artérielle instable et souvent abaissée, asthénie générale, insomnie (Arthur Delille).

La neurasthénie féminine ne sera pas toujours, tant s'en faut, améliorée par l'opothérapie *ovarienne* (P. Carnot) ; dans un bon nombre de cas, toutefois, elle relève d'une insuffisance ovarienne (V. p. 97) et alors l'extrait d'ovaire lui est applicable avec succès (Dalché, Batuaud).

Chez l'homme, il a paru que certains troubles neurasthéniques pouvaient relever d'une altération prostatique, parfois latente : l'opothérapie prostatique a été préconisée.

Nutrition. — Beaucoup de troubles de la nutrition sontjusticiables des médications opothérapiques, dont le choix s'inspirera de la nature des troubles et de la cause à laquelle ils se rattachent (Voy. Arthritisme, obésité).

Rappelons que l'amaigrissement, accompagné de boulimie, est parfois le fait d'une insuffisance du pancréas, il peut alors céder à l'opothérapie pancréatique, même avec un régime alimentaire réduit (P. Carnot). Ajoutons que l'opothérapie dermique aurait, d'après Gaudichard, la propriété de favoriser l'assimilation et d'augmenter le poids.

Obésité. — Différents auteurs, comme v. Noorden, pensent que l'obésité a souvent pour cause le vice de sécrétion de certaines glandes. Lesquelles ? Cela varie suivant les cas, et, par suite, le traitement opothérapique à utiliser n'est pas uniforme.

La médication la plus employée a été la médication *thyroïdienne*. On lui a fait des reproches. Elle peut, a-t-on dit, causer des accidents toxiques : mais ces derniers, dont on a grossi démesurément l'importance (Voy. Thyroïdien, p. 143) sont aisément évitables, moyennant quelques précautions, qui sont surtout de mise chez les cardiopathes. On a dit aussi qu'elle exerçait à l'excès son influence désassimilatrice sur la substance azotée ; on lui a reproché enfin, d'après quelques observations, d'ailleurs intéressantes (M. Labbé et Furet), d'être inefficace.

En réalité, comme le dit P. Carnot, « le traitement thyroïdien ne mérite pas le discrédit dans lequel on a voulu le faire tomber ; l'amaigrissement est souvent indéniable, malgré les cas contraires de Labbé. »

Divers arguments appuient l'opinion qui rattache à une pathogénie thyroïdienne certains cas d'obésité (Richardson, Marfan et Guinon, Vermehren, Brissaud et Meige, Schrotter, Chauffard, etc.).

« D'ailleurs, comme le fait remarquer P. Carnot, que l'obésité soit ou non d'origine thyroïdienne, le traitement thyroïdien donne de bons résultats. Leichtenstern, sur 27 cas, a observé 24 améliorations : la diminution de poids a varié entre 3 et 4 kilogrammes dans un intervalle de 4 à 6 semaines. Wendelestadt a noté 22 améliorations sur 24 malades. Guttmann a fait de l'opothérapie thyroïdienne un véritable spécifique de l'obésité. Briquet a obtenu, également, de très bons résultats. » De même Rendu, Florian, P. Claisse, qui regarde ce traitement comme un utile adjuvant de la cure de régime, etc.

De ces témoignages, dont on pourrait encore allonger la liste, il résulte que l'efficacité de l'opothérapie thyroïdienne, si elle n'est pas constante, est du moins fréquente et même habituelle.

Il est bon de faire remarquer que ce traitement ne dispense pas de veiller sur le régime alimentaire.

En effet, ainsi que l'ont observé L. Lévi et H. de Rothschild, il tend à augmenter l'appétit ; par suite, la désassimilation peut se trouver compensée, et au delà, comme chez cet enfant anorexique qui, après avoir ingéré 5 cachets de 10 centigrammes d'extrait thyroïdien, gagna 600 grammes en une semaine.

Chez la femme, bien que l'obésité paraisse être fréquemment d'origine génitale, l'opothérapie *ovarienne* a souvent peu de prise, d'après P. Carnot. Cet auteur fait observer toutefois que ces faits négatifs ont trait surtout à des obésités constituées, et il pense que l'opothérapie spécifique, appliquée systématiquement à la période d'obésité commençante, aurait peut-être plus d'efficacité.

L'obésité infantile est justiciable de l'opothérapie thyroïdienne et hypophysaire (Hutinel).

Œil (maladies de l'). — Nous avons indiqué ailleurs l'emploi local de l'adrénaline contre des congestions et des inflammations de l'appareil visuel (Voy. Congestion) et dans les opérations ophtalmologiques (Voy. Hémorragies).

Dor a préconisé l'extrait de corps ciliaire de bœuf (en instillation et en injections sous-conjonctivales) contre certaines altérations de l'épithélium ciliaire. Darier s'en est servi avec quelque succès.

L'extrait sec total de globe oculaire, ingéré à la dose de 2 à 8 grammes par jour, est recommandé par Sardou contre la fatigue de l'œil.

Citons encore l'extrait de rétine, en ingestion, dans la rétinite pigmentaire et les atrophies rétiniennes en évolution (Doyne).

Ostéomalacie. — L'ostéomalacie a des rapports étroits avec la fonction ovarienne : la castration l'améliore ou la guérit.

Avant de recourir à cette opération, il convient d'essayer les traitements opothérapiques, qui parfois se sont montrés tout aussi efficaces.

L'opothérapie *surrénale*, inaugurée par Bossi sous forme d'injection d'adrénaline, a donné de bons résultats. Léon Bernard a relevé une vingtaine de cas favorables ; son cas personnel est des plus probants : la malade reçut, en un an, 183 injections d'un milligramme d'adrénaline, séparées par 48 heures d'intervalle ; l'amélioration devint bien apparente après la trentième.

On a obtenu aussi de bons résultats avec les extraits thyroïdiens et surtout testiculaires.

Si plusieurs espèces d'extraits sont efficaces, cela tient peut-être à ce qu'une action recalcifiante leur appartient en commun (Gley).

Ovarienne (insuffisance). — L'insuffisance ovarienne peut se manifester à des époques différentes.

Les symptômes d'hypoovarie sont nombreux et divers. Ajoutons, avant d'en faire l'énumération, qu'il ne faut pas s'attendre à les trouver tous réunis ; les différents sujets, suivant leurs tendances pathologiques constitutionnelles ou acquises, ont leur façon individuelle de réagir.

1° Troubles menstruels. — A l'époque normale des premières règles, l'hypoovarie congénitale ou accidentelle apporte un retard à la fonction menstruelle et aux autres manifestations de la puberté féminine. Elle peut aussi se montrer plus tard, chez la jeune fille ou la femme, et alors les règles deviennent insuffisantes, soit comme abondance, soit comme durée, soit comme fréquence.

« Il y a certainement insuffisance ovarienne, dit Batuaud, toutes les fois que les règles sont espacées de plus de 28 jours. » Enfin, plus tard, la ménopause peut être anticipée, ou troublée par des désordres qu'il nous reste à indiquer et parmi lesquels les plus saillants sont d'ordre circulatoire et nerveux.

2° Troubles circulatoires. — Ces troubles sont surtout vasomoteurs. Ce sont des bouffées de chaleur, surtout à la face, avec ou sans rougeur apparente. Ce sont aussi des congestions dans le poumon, dans le foie et d'autres organes, contribuant, pour une part, aux symptômes viscéraux que nous signalerons tout à l'heure. Parfois, au lieu de vasodilatations, on observe des vaso-constrictions, qui, lorsqu'elles siègent aux membres, peuvent aller jusqu'à produire l'asphyxie des extrémités. Le cœur aussi est déréglé, les palpitations ne sont pas rares. L'hypertension est fréquente.

3° Troubles nerveux. — Les troubles nerveux (auxquels ressortissent, à tout prendre, les désordres circulatoires eux-mêmes) sont des plus variés. L'intelligence faiblit, surtout la mémoire. Le caractère change ; la tristesse ou l'agitation avec cauchemars et insomnie s'observent, suivant les cas, et peuvent d'ailleurs alterner. Des névroses, des psychoses peuvent apparaître ; la neurasthénie surtout est fréquente ; la migraine l'est aussi.

4° Troubles viscéraux. — Ces troubles sont multiples. La congestion y entre pour une part et va parfois jusqu'aux hémorragies. Ils sont souvent accompagnés de douleur, en rapport avec l'organe atteint. Les troubles digestifs peuvent frapper l'estomac, l'intestin, le foie. Les troubles respiratoires, avec ou sans congestions appréciables, entraînent de l'angoisse, de la dyspnée permanente ou paroxystique.

Mentionnons encore l'albuminurie, les dermatoses.

5° Troubles de la nutrition. — Les échanges nutritifs se ralentissent ; l'urée diminue dans l'urine ; l'obésité s'installe ; l'arthritisme apparaît ou s'aggrave, sous ses divers modes.

6° Régression des caractères sexuels. — Les caractères sexuels féminins, y compris les organes génitaux externes et internes, peuvent subir, chez la jeune fille, un arrêt de développement, ou, plus tard, — si toutefois l'insuffisance ovarienne est profonde,

— une régression, analogue à celle qui suit normalement la ménopause naturelle.

Contre l'insuffisance ovarienne, l'opothérapie ovarienne s'impose.

Ovarienne (suractivité). — A l'hyperovarie, Dalché rattache la puberté trop précoce, l'exagération d'abondance, de durée et de fréquence de la menstruation (p. 88) et certaines leucorrhées.

D'après Marbé, il y a hyperovarie pendant la menstruation, hypoovarie et hyperthyroïdie avant.

Palpitations. — Comme pour le Basedow (p. 46). — Tachycardie chez la femme : opothérapie ovarienne.

Paludisme. — Divers observateurs ont traité utilement, par l'opothérapie splénique, le paludisme avec splénomégalie (Cousin, Paucot, Carpenter). Critzmann y ajoutait l'opothérapie médullaire, et obtenait en 2 à 4 semaines de l'amélioration. Lemanski y ajoute le traitement par la quinine.

Pancréas (maladies du). — L'insuffisance du pancréas, créée par les maladies les plus diverses de l'organe, peut engendrer soit le diabète (p. 61), justiciable de l'opothérapie pancréatique, soit un déficit de sécrétion du suc pancréatique, entraînant la dyspepsie pancréatique, indiquée ci-après.

Pancréatique (dyspepsie). — L'absence ou une insuffisance notable de sécrétion du suc pancréatique, — ce suc si important, qui digère à la fois les albuminoïdes, les hydrates de carbone et les graisses,

— se traduit par des troubles dyspeptiques, qui deviennent très sérieux si des suppléances ne les viennent pallier. Les selles sont fétides, graisseuses, souvent diarrhéiques, et leur examen microscopique ou chimique montre que toutes les classes d'aliments s'y retrouvent, imparfaitement digérées.

L'opothérapie pancréatique est tout indiquée. D'une part elle supplée, dans une certaine mesure, le suc absent ou insuffisant ; d'autre part, — et surtout, peut-être, — pourvu que la fonction pancréatique reste anatomiquement susceptible de réparation, elle stimule cette fonction et aide l'organe à se restaurer.

« Un grand nombre de cas de troubles intestinaux, dit P. Carnot, paraissent relever de troubles pancréatiques primitifs et sont justiciables de l'opothérapie pancréatique ». Cet auteur cite certaines diarrhées tenaces, dites nerveuses (Gockel, Loeb, Schmidt), certaines dyspepsies des nourrissons avec troubles du développement (Siegert, Klemtsch), certains faits d'intolérance pour le lait, qui ont cessé quand on a mélangé de l'extrait de pancréas à cette boisson.

Il nous a paru utile d'adjoindre, à l'extrait pancréatique, de l'extrait duodénal : d'une part, en effet, l'entérokinase contenue dans ce dernier est l'adjuvant naturel de la trypsine pancréatique, et d'autre part une médication capable de stimuler le duodénum ne peut que favoriser la production de la sécrétine, or c'est par la sécrétine que le duodénum excite la sécrétion du suc pancréatique (Voy. Duodénale insuffisance).

Parkinson (maladie de). — L'opothérapie hypophysaire a paru produire une amélioration assez marquée dans un cas (Parhon et Urechia), légère dans un autre (Talamon et Arthur Delille).

L'opothérapie parathyroïdienne a donné des résultats inconstants. Alquier, toutefois, en a obtenu de bons effets.

Pelade. — Elle peut avoir, d'après Hertoghe, une origine hypothyroïdienne et être guérie par l'opothérapie appropriée.

Pemphigus. — Le pemphigus peut avoir pour cause l'hypothyroïdie et réclamer le traitement correspondant (Heiberg).

Pleurésies. — On a injecté avec avantage, sous la peau, soit de la sérosité extraite de la plèvre malade (autosérothérapie), soit du sérum de cheval.

Poumons et plèvres (maladies des). — L'opothérapie *pulmonaire* a été employée dans diverses maladies de l'appareil respiratoire, par Arnozan, Brunet, Cassaët. C'est surtout dans les suppurations pleuro-pulmonaires (pleurésies purulentes ouvertes par vomique ou par pleurotomie, kystes hydatiques suppurés) qu'elle a donné des résultats avantageux : 7 guérisons sur 10.

Chez un malade ayant eu une vomique, on emploiera, sauf urgence, l'opothérapie pulmonaire pendant 2 à 3 semaines ; quitte à faire appel ensuite au chirurgien si aucune amélioration ne se manifeste. Parfois le traitement produit, au début, un peu de congestion et d'exsudation hémorragique ; cela est sans importance. Pour l'empyème non ouvert, c'est, à la vérité, la pleurotomie qui s'impose, mais l'opothérapie, ensuite, facilitera la guérison.

Dans la tuberculose, l'opothérapie pulmonaire, qui est douée d'effet congestif, est déconseillée par Arnozan, Brunet. Elle a toutefois fourni de bons résultats à Grande (un cas) et à H. Grasset.

Prostate (maladie de la). — L'opothérapie prostatique a été utilisée. Toutefois, contre l'hypertrophie prostatique, cette méthode a donné à Bazy que des résultats douteux.

Certains troubles nerveux (neurasthénie), dont souffrent souvent les prostatiques (Laignel-Lavastine), ont paru améliorés par cette médication.

Prurit. — Le prurit est parfois une manifestation d'insuffisance thyroïdienne (Hertoghe). L'opothérapie thyroïdienne peut aussi amender des prurits de cause différente, comme ceux que détermine l'ictère par rétention (Gilbert et Herscher).

Psoriasis. — Résultats parfois excellents avec l'opothérapie thyroïdienne (Byrom Bramwell, etc.).

Psychoses. — Un grand nombre de faits, réunis dans un rapport de Laignel-Lavastine, tendent à montrer que des altérations des glandes à sécrétion interne sont à l'origine de certaines psychoses. Comme dans bien d'autres intoxications (alcoolisme, par exemple) des psychoses de types différents peuvent apparaître à la suite d'une même altération glandulaire, suivant les prédispositions individuelles du sujet. Le diagnostic de l'organe lésé reposera donc principalement sur les circonstances étiologiques et sur les différents syndromes de perversion glandulaire qui accompagnent les troubles mentaux.

C'est ainsi que le traitement *thyroïdien* a été appliqué utilement à des psychopathies évoluant chez des sujets en état d'insuffisance thyroïdienne (Voy. p. 115) ; ajoutons que les troubles mentaux rappellent volontiers, en pareil cas, ceux du crétin myxœdémateux ; c'est dire qu'ils sont plutôt d'ordre dépressif. Loeper a amélioré par l'opothérapie des cas de stupeur, de manie, de mélancolie. Certaines psychoses, étudiées notamment par Marro, sont d'origine hypoovarienne. La grossesse, la ménopause, l'aménorrhée, en sont souvent les causes occasionnelles.

Elles représentent le summum des troubles nerveux qui appartiennent à l'insuffisance *ovarienne* (Voy. ce mot, p. 97).

Elles sont justiciables de l'opothérapie appropriée (Tamburini, Geach, Sollier et Chartier, etc.). L'opothérapie hypophysaire a été utilisée avec profit par Sollier et Chartier dans des psychoses accompagnées d'hypotension, de tachycardie et d'asthénie, par Caselli dans la lypémanie.

L'opothérapie *nerveuse* a été employée avantageusement par M. Greco dans un cas de démence précoce, par Page dans plusieurs psychopathies.

Purpura. — On a utilisé, parfois, avec succès,

l'opothérapie hémostatique (V. Hémorragies), notamment le sérum de cheval en injection intraveineuse.

Rachitisme. — On a employé plusieurs médications opothérapiques offrant ceci de commun que les organes utilisés sont regardés comme participant à la fonction de calcification. Des résultats favorables et même remarquables, quoique inconstants, ont été obtenus avec les médications suivantes :

1° Thyroïdienne (Box, Concetti et Mossé, Ausset), surtout quand le rachitisme se superpose à un vice de la croissance (Hertoghe, Meynier). L'opothérapie parathyroïdienne semble devoir prendre place aussi dans le traitement du rachitisme.

2° Surrénale (Stoeltzner, Friedmann, Cattanes, Bossi, M. Greco).

3° Thymique (Mettenhein et Mendel, Stopato).

4° Médullaire (Amestani a employé la moelle osseuse glycérinée en injection).

A ces traitements, dont les deux premiers semblent particulièrement recommandables, rien n'empêche d'adjoindre les modes connus de médication recalcifiante, dont ils seront de très utiles adjuvants.

Reins (insuffisance des). — Outre l'extrait rénal, dont nous avons indiqué les applications à propos des néphrites (voy. p. 91), l'insuffisance rénale fournit des indications éventuelles à diverses médications opothérapiques, comme il ressort notamment d'un bon travail de Castaigne et Parisot. L'opothérapie hépatique s'est montrée fort utile dans certains cas d'albuminurie ou d'intoxication urémique avec insuffisance du foie. L'opothérapie gastrique rend des services signalés, surtout quand l'albuminurie est d'origine dyspeptique. L'opothérapie thyroïdienne est surtout efficace, et augmente la diurèse, alors même que l'insuffisance thyroïdienne n'est pas manifeste, *a fortiori* quand elle existe. L'opothérapie surrénale et surtout hypophysaire doit à ses propriétés diurétiques et cardiosthéniques des indications assez importantes ; on l'évitera quand il y a de l'hypertension. Enfin il n'est pas rare de voir des insuffisances rénales liées à l'insuffisance ovarienne et guérissables par l'opothérapie appropriée.

Ces diverses médications ont été tantôt employées seules, tantôt associées à l'opothérapie par l'extrait rénal.

Respiratoires (affections des voies). — Voy. Coryza, Laryngite, Pleurésie, Poumon.

Rétrécissements des conduits naturels. — Même cicatriciels ou néoplasiques, les rétrécissements sont souvent exagérés par la congestion qui s'y ajoute et par les spasmes que cette congestion suscite. L'adrénaline, localement, trouve ici son emploi (Voy. Congestion).

Rhumatisme aigu et subaigu. — Le « signe thyroïdien » de Vincent (tuméfaction douloureuse du corps thyroïde) semble attester, dans le rhumatisme aigu, une suractivité, phénomène de réaction utile ; ce signe disparaît quand la maladie se prolonge en forme subaiguë. Cette dernière forme demande le secours de l'opothérapie thyroïdienne, qui hâte la guérison.

Rhumatisme chronique. — L'origine dysthyroïdienne de certains rhumatismes chroniques, soutenue depuis longtemps par Révilliod, est aujourd'hui confirmée par une série de preuves cliniques, et par une constatation anatomique de Sergent.

C'est surtout l'opothérapie *thyroïdienne* qui a donné à ces vues une éclatante confirmation (Lancereaux et Paulesco, Claisse, Parhon et Papinian, L. Lévi et H. de Rothschild, Souques, etc.) Nombreux sont les cas, en effet, où ce traitement a donné des résultats remarquables, parfois surprenants : enrayant la maladie, supprimant les crises, amendant les douleurs, faisant même rétrocéder des déformations, des ankyloses, des nodosités, des troubles trophiques divers.

L'opothérapie thyroïdienne, cependant, ne réussit pas dans tous les cas. Il est même des formes de rhumatisme qui, jusqu'à présent du moins, lui sont demeurées réfractaires ; tels sont, d'après L. Lévi et H. de Rothschild, le rhumatisme mono-articulaire, le rhumatisme blennorrhagique, le rhumatisme tuberculeux de Poncet, la spondylose rhizomélique, la rétraction de l'aponévrose palmaire. Mais, tout compte fait, ce sont là des exceptions : il n'est guère de variété de rhumatisme chronique où l'on n'ait pas enregistré des succès du traitement thyroïdien : variétés graves ou légères, fébriles ou apyrétiques, généralisées ou localisées, accompagnées ou non d'hydarthrose. C'est ainsi que le traitement a amélioré ou guéri des rhumatismes vagues, des névralgies telles que la sciatique, des rhumatismes noueux, etc. Et cela quelle que fût la cause occasionnelle : infection antérieure, diathèse ou refroidissement.

Mais alors, comment peut-on, en présence d'un rhumatisme chronique, reconnaître s'il est thyroïdien ? « La réponse, disent L. Lévi et H. de Rothschild, est simple, mais embarrassante : *on ne le peut pas*... La question ne se trouve tranchée que par le traitement. »

« En réalité, au point de vue pratique, en présence de *tout rhumatisme de cause inconnue il y a intérêt à utiliser le traitement thyroïdien.*

« Il aura d'autant plus de chances d'action que le sujet est plus jeune, que le rhumatisme s'est accompagné de poussées subaiguës, qu'il y a peu de déformation. Dans les formes thyroïdiennes pures, les premiers résultats seront rapides, parfois immédiats. Si le traitement n'agit pas d'emblée, il faudra varier les doses, parfois les diminuer et les prolonger. » Tel est aussi l'avis de P. Claisse ; celui-ci ajoute, à l'adresse des médecins auxquels l'opothérapie thyroïdienne cause des appréhensions immodérées, que cette médication « peut rendre de grands services à certains rhumatisants, sans les exposer au moindre danger ».

Chez la femme, le rhumatisme chronique semble être fréquemment lié à de l'insuffisance ovarienne. Telle est notamment l'opinion de Dalché ; celui-ci rappelle que le rhumatisme chronique frappe les femmes avec prédilection, et qu'il débute d'ordinaire à la ménopause, ou parfois encore à l'occasion de troubles menstruels ; il lui paraît d'ailleurs possible que le corps thyroïde, fonctionnellement solidarisé avec l'ovaire, y ait une part. Quoi qu'il en soit, l'opothérapie *ovarienne* donne de bons résultats, surtout si elle n'est pas appliquée trop tard.

Salpingo-ovarites. — D'après Dalché, les diverses maladies de l'appareil génital de la femme s'accompagnent souvent d'hypoovarie et l'opothérapie *ovarienne* peut rendre des services.

Batuaud est du même avis pour les salpingoovarites à leur période d'état ; mais à leur début, suivant lui, elles s'accompagnent au contraire d'hyperovarie, et dans cette phase c'est l'extrait *mammaire*, antagoniste de l'extrait ovarien, qu'il conseille d'employer, afin de décongestionner les organes lésés.

Shok chirurgical. — Voy. Choc.

Sclérodermie. — Lancereaux et Paulesco (1899), puis un certain nombre d'auteurs, parmi lesquels Ménétrier et L. Bloch, de Beurmann, ont obtenu des améliorations très grandes avec l'opothérapie thyroïdienne. Ce résultat, toutefois, est inconstant, surtout si les lésions sont anciennes.

Schwerdt aurait obtenu de bons résultats avec un extrait de ganglions lymphatiques.

Sénilité. — L'imagination a joué certainement un rôle excessif dans l'enthousiasme avec lequel Brown-

Séquard préconisa jadis les injections orchitiques chez les vieillards.

Plus sérieuse paraît être l'application de l'opothérapie thyroïdienne à la cure, sinon de la vieillesse, qui est chose normale, du moins de la sénilité, vieillesse anticipée. Avec divers auteurs (Hertoghe, Lorand, Parhon et Golstein), L. Lévi s'est attaché à montrer l'importance de l'hypothyroïdie comme facteur de la caducité intempestive et l'efficacité du traitement thyroïdien pour l'enrayer. Sous l'influence de ce traitement, la nutrition s'active, les appétits se réveillent, les tissus reprennent vigueur, l'artério-sclérose régresse ; il n'est pas jusqu'aux cheveux et aux poils qui ne tendent parfois au rajeunissement.

Stérilité. — Parmi les médications qui s'adressent à l'infécondité des jeunes femmes, Dalché met en bonne place l'opothérapie ovarienne ; étant donné qu'il peut s'agir d'une insuffisance pluri-glandulaire, il lui associe volontiers, par intervalles, un peu d'opothérapie thyroïdienne.

Suppurations. — Étant donné que le sérum (sérum de cheval aseptique chauffé à 56°) suscite un appel leucocytaire, Raymond Petit en a préconisé l'emploi dans un très grand nombre de cas (plaies, brûlures, suppurations très diverses, péritonites, salpingites, métrites, etc.). Naturellement, le mode de pansement est subordonné aux conditions anatomiques (tamponnements, injections, etc.). On a utilisé le sérum liquide ou desséché (p. 33).

D'autres auteurs ont abouti à une pratique similaire en partant d'une idée toute différente. Ils considèrent que le pus renferme un ferment protéolytique nocif (trypsine d'origine leucocytaire) ; ils utilisent le pouvoir anti-tryptique du sérum pour neutraliser ce ferment. A cet effet, ils introduisent le sérum dans les cavités des abcès ou l'appliquent sur les plaies qui suppurent. Cette méthode, inaugurée par Paiser et Müller, a été préconisée par N. Fiessinger, Coyon, Laurence (Sur les abcès tuberculeux, V. p. 120).

Surrénale (insuffisance). — Les symptômes caractéristiques de la maladie d'Addison représentent le type de l'insuffisance surrénale ; ils sont causés, en effet, par la destruction progressive des capsules, exception faite de la mélanodermie, qui paraît être due non pas à l'altération du tissu glandulaire, mais à celle des nerfs qui lui sont adjacents.

Les symptômes de l'insuffisance surrénale sont classés comme il suit par E. Sergent :

1° Circulatoires. — Pouls petit et instable, généralement rapide. Un phénomène capital est l'*hypotension*. Sensation de froid, tendance au collapsus, aux lipothymies, souvent mort subite, par syncope. Souvent un frôlement léger de la peau de l'abdomen fait apparaître une bande blanche (ligne blanche surrénale de Sergent).

2° Digestifs. — Anorexie. Vomissements fréquents. Diarrhée.

3° Nerveux. — Aux douleurs lombaires et abdominales, dues aux lésions locales, peuvent s'ajouter des douleurs généralisées sous forme de crampes. L'asthénie est un symptôme fondamental. On peut observer des signes d'encéphalopathie, tantôt chronique, tantôt aiguë (céphalée, délire, agitation, coma).

4° Troubles généraux. — Ralentissement des échanges avec hypothermie. Cachexie progressive.

D'après l'importance relative des divers symptômes précédents, l'insuffisance surrénale peut revêtir plusieurs *formes cliniques* ; l'asthénie, en tout cas, est toujours présente et très accentuée.

L'évolution des accidents peut, d'autre part, être lente ou rapide, de là encore deux formes à distinguer.

Suivant l'importance relative et le mode d'évolution des symptômes qui précèdent, l'insuffisance surrénale peut revêtir différents types :

A. *Syndromes lents.* — Un type en est fourni par la maladie d'Addison.

Mais il y a aussi des syndromes lents d'insuffisance surrénale pure, non addisonienne, c'est-à-dire non accompagnée de pigmentation cutanée. Dans ce cas, des erreurs de diagnostic (avec l'anémie pernicieuse, le cancer, la phtisie, etc.) sont souvent commises.

B. *Syndromes aigus.* — Les accidents sont parfois tellement brutaux et graves que l'on peut penser d'abord à un empoisonnement, à une péritonite aiguë, au choléra, à la méningite.

Le syndrome surrénal peut revêtir tous les degrés quand il apparaît au cours des maladies infectieuses (fièvre typhoïde, diphtérie, etc.) ; c'est dans ces cas surtout que l'opothérapie surrénale est efficace.

Il est important de dépister l'insuffisance surrénale, car elle réclame l'opothérapie appropriée : pourvu que la destruction des capsules ne soit pas irrémédiable, ce traitement les aide à lutter, puis à se réparer.

Au demeurant, l'opothérapie surrénale a aussi de bons effets dans des cas d'asthénie dont l'origine surrénale n'est pas toujours certaine, par exemple dans la tuberculose, la myasthénie (V. ces mots, p. 117, 90).

Surrénale (suractivité). — Il importe de connaître cliniquement les troubles que l'on a pu rattacher à la suractivité pathologique des surrénales ou hyperépinéphrie, car, lorsqu'ils existent, l'opothérapie surrénale est naturellement à éviter, ou tout au moins réclame une prudence spéciale. Ces troubles ont des caractères communs, qui semblent bien éclairer leur pathogénie, et que voici :

1° On a pu les provoquer artificiellement avec l'extrait surrénal ou l'adrénaline.

2° Quand on les rencontre, ils s'accompagnent souvent d'une hyperplasie capsulaire.

3° L'un d'eux, tout au moins, à savoir l'hypertension, s'est trouvé coïncider avec un excès d'adrénaline dans le sang.

C'est grâce à ces caractères que l'on a pu rattacher à l'excès de fonction des surrénales :

1° L'hypertension des brightiques et artérioscléreux (Vaquez, Aubertin, etc.).

2° L'athérome (Josué).

3° L'œdème aigu du poumon (Josué).

4° Peut-être une glycosurie dite adrénalienne, dont la réalité clinique est toutefois douteuse.

Tabes. — Les injections d'extraits nerveux ont paru produire des améliorations passagères, d'après Dauriac et Dufournier.

Tachycardie. — Quand la tachycardie relève d'une cause connue (maladie de Basedow, hyperthyroïdie, etc.), c'est cette cause qu'il faut traiter, si possible. Souvent l'opothérapie *ovarienne* réussit.

Dans l'incertitude, on aura parfois des succès avec l'opothérapie *hypophysaire* (Rénon et Delille), qu'on ne risque rien d'essayer.

La bile ayant un effet ralentissant sur le cœur, on a employé l'opothérapie biliaire, qui a paru rendre des services, notamment contre la tachycardie des tuberculeux, et même, d'après Revillet, contre celle des basedowiens.

Testiculaire (insuffisance). — A un certain âge, l'insuffisance testiculaire est normale, et l'on s'en doit accommoder.

Mais elle peut, chez l'adulte, apparaître comme phénomène transitoire, se traduisant par de l'impuissance, et aussi par de l'asthénie générale. L'opothérapie testiculaire est alors indiquée.

On a préconisé cette médication logiquement contre certains troubles généraux consécutifs à la castration chirurgicale ou à des maladies du testicule. L'extrait de prostate, comme stimulant de la fonction génitale, a été utilisé aussi en pareil cas.

Chez l'enfant, on a rattaché à une insuffisance testiculaire et on a traité avec succès, par l'opothérapie appropriée, l'excès de rapidité de la croissance avec anémie et faiblesse (Maisonneuve et Monziols).

Tétanie. — Il est bien démontré que la tétanie peut avoir pour cause une insuffisance que l'on a cru d'abord être thyroïdienne, mais qui est plutôt parathyroïdienne. L'opothérapie thyroïdienne et parathyroïdienne ont, en fait, donné parfois des résultats heureux.

La tétanie est quelquefois d'origine génitale (aménorrhée, lactation, ménopause) ; peut-être les parathyroïdes sont-elles intéressées alors, mais secondairement à des troubles ovariens ; en pareil cas, l'opothérapie ovarienne peut réussir (Dalché).

Thyroïdienne (insuffisance). — L'insuffisance thyroïdienne ou hypothyroïdie comporte divers degrés.

A l'hypothyroïdie complète ou tout au moins très accusée, appartient le myxœdème franc, avec ses symptômes si caractéristiques. Mais on sait que le myxœdème est parfois atténué, plus ou moins fruste.

Ce qu'il faut savoir, c'est que l'hypothyroïdie peut se traduire par des symptômes divers, bien étudiés par Hertoghe, par Léopold Lévi et Rothschild, sans parfois qu'il y ait de bouffissures myxœdémateuses appréciables. Chez l'enfant : retard de la croissance, dentition traînante, intelligence souvent paresseuse, circulation périphérique ralentie. Chez l'adulte : *sénilité précoce,* calvitie, canitie, épilation du sourcil, commençant par le tiers externe, carie des dents, gencives gonflées et molles. Adénoïdisme, avec végétations pharyngées, rhinite chronique. La céphalalgie est à peu près constante, tantôt occipitale, tantôt frontale, tantôt unilatérale et revêtant le type de la migraine ; rachialgie fréquente. Oppression, quelquefois crises d'asthme. Anorexie, constipation. Métrorrhagies, circulation périphérique ralentie. Frilosité excessive. Douleurs articulaires et musculaires. Le rhumatisme chronique (Voy. p. 107), sous des formes très diverses, relève souvent de l'hypothyroïdie. Citons encore l'obésité, le diabète, les dermatoses (Voy. Diabète, obésité, rhumatisme, etc., etc.).

Il est facile de voir en passant en revue ces manifestations, si variées, de l'hypothyroïdie, qu'aucune d'elles n'est pathognomonique par elle-même ; quand elles sont groupées en assez grand nombre chez un même sujet, elles constituent un syndrome assez caractéristique ; mais, de toute manière, c'est par l'essai de la médication thyroïdienne que le diagnostic pathogénique pourra être établi, dans bien des cas.

Ce qu'il faut savoir, pratiquement, c'est que chacun des troubles qui précèdent : sénilité, perturbations dans le système pileux, état adénoïdien, céphalalgie et migraine, apathie, oppression, frilosité, etc., sont très souvent susceptibles d'être améliorés et même guéris par l'opothérapie thyroïdienne. Il faut donc mettre celle-ci à l'essai dans les cas où les troubles dont il s'agit ne sont pas attribuables à une cause définie autre que l'hypothyroïdie ou se sont montrés rebelles à divers traitements.

Thyroïdienne (suractivité). — Outre la maladie de Basedow (voy. p. 46) bien caractérisée ou plus ou moins fruste, l'hyperthyroïdie peut engendrer isolément divers troubles qui appartiennent au syndrome basedowien à titre de symptômes principaux ou de complications. Tels sont la tachycardie, l'insomnie, les troubles psychiques, etc.

Le traitement est le même que celui de la maladie de Basedow : opothérapie hématoéthyroïdienne, opothérapie hypophysaire.

Tuberculose. — Le traitement de la tuberculose par l'huile de foie de morue relève, à tout prendre, de l'opothérapie.

Triboulet, considérant que la déchéance du foie joue un rôle important dans la genèse et l'évolution de la tuberculose, a employé avec succès l'opothérapie *hépatique,* que Gilbert et Carnot avaient utilisée, de leur côté, spécialement contre les hémoptysies.

D'après Lemoine et Gérard, l'extrait de foie doit son efficacité, dans la tuberculose, principalement aux lipoïdes qu'il contient.

L'opothérapie *thyroïdienne* semble bien mériter considération ; le corps thyroïde, en effet, qui joue un rôle contre l'infection en général, intervient en particulier contre l'infection tuberculeuse, comme en témoignent divers arguments que nous ne pouvons que rappeler en quelques lignes. On sait que la glande thyroïdienne est rarement envahie par le bacille de Koch, et que, par réaction, elle s'hypertrophie dans la tuberculose aiguë. Lorsqu'elle passe à l'état de goitre parenchymateux dans le cours d'une tuberlose, celle-ci est ralentie dans son évolution (Hamburger); d'autre part, chez les sujets où la glande est développée, la tuberculose est relativement rare, et c'est tout l'inverse chez les sujets où elle est altérée ou surmenée par certaines circonstances, telles que la grossesse, l'allaitement, les infections (Lorand). Enfin, expérimentalement, on a constaté que chez les animaux soumis à l'opothérapie thyroïdienne, la tuberculose est ralentie, parfois même enrayée (Frugoni et Grixoni); on sait, par ailleurs, que chez ces mêmes animaux la phagocytose est exaltée, en particulier vis-à-vis du bacille de Koch (Marbé, Stepanof).

Chez l'homme, des essais de médication thyroïdienne se sont montrés favorables, notamment dans les cas d'adénite tuberculeuse (Sœnicke). Cependant, il ne semble pas que cette thérapeutique ait été expérimentée autant qu'elle le mériterait. Peut-être a-t-on jugé illogique, *a priori*, d'appliquer à des sujets déjà amaigris une médication qu'on emploie précisément chez les obèses pour les faire maigrir. Sans doute cette dernière considération invite à quelque prudence, mais elle ne commande pas nécessairement l'abstention, d'autant plus que les extraits thyroïdiens, à petites doses, stimulent l'appétit, résultat qui pourrait être précieux chez les tuberculeux. En définitive, c'est là une question qu'il serait intéressant d'étudier sans parti pris théorique.

La viande crue, depuis longtemps recommandée aux tuberculeux, semble avoir une valeur non seulement alimentaire, mais aussi opothérapique, c'est-à-dire médicamenteuse. Cela découle des recherches de Ch. Richet et Héricourt sur les animaux, de ces mêmes auteurs et de Lesné, Lassablière, Ch. Richet fils sur l'homme. A la viande totale on peut substituer le *suc musculaire*, dont nous indiquons ailleurs le mode d'obtention.

Ajoutons que Bayle (de Cannes) a obtenu des résultats des plus remarquables avec une forme particulière d'opothérapie *splénique* chez les tuberculeux. C'est au point que, d'après cet auteur, la médication dont il s'agit et qu'il a très vivement préconisée pourrait être regardée pour ainsi dire comme spécifique.

Indépendamment des médications opothérapiques précédentes, qui cherchent à renforcer la résistance générale de l'organisme, il en est qui répondent à des indications éventuelles.

Les capsules surrénales, même sans présenter de lésions bacillaires, sont souvent altérées chez les tuberculeux (Babès, Parisot et Lucien, Sézary, Boinet), et des signes d'insuffisance surrénale (asthénie, hypotension) en résultent ; l'opothérapie surrénale s'est montrée souvent utile en pareil cas.

L'opothérapie hypophysaire peut, de son côté, rendre de grands services : grâce à elle, Rénon et A. Delille, Parisot ont réussi à relever la pression artérielle, à diminuer la fréquence du pouls, à ramener le sommeil et l'appétit.

G. Petit a décrit, chez les tuberculeux, un syndrome entéro-cardio-hépatique (diarrhée, tachycardie, hépatomégalie) qu'il rattache à un déficit de la bile, celle-ci cessant de remplir son rôle entéro-toxique ; il a vu ce syndrome se modifier rapidement sous l'influence de l'opothérapie biliaire.

La dyspepsie gastrique des tuberculeux, surtout dans sa forme hypopeptique, est justiciable de l'opothérapie gastrique. Les gastro-entérites, dont souffrent souvent ces malades, constituent aussi pour l'opothérapie une source d'indications (Voy. Gastro-entérite).

Certaines médications opothérapiques s'adressent spécialement à des localisations déterminées de la tuberculose. L'opothérapie pulmonaire donne de bons résultats d'après H. Grasset, et Grande l'a utilisée avec profit (extrait sec) dans un cas. Par contre, Arnozan et Brunet n'en ont pas obtenu de résultats appréciables et craignent même son action, un peu congestive.

Contre les hémoptysies (V. ce mot), le traitement surrénal a rendu service.

Jochmann et Butzner traitent les lésions tuberculeuses (abcès, fistules, hygromas) par des injections locales de trypsine pancréatique ; car, à l'inverse des abcès ordinaires, qui, renferment trop de trypsine et sont traités en conséquence par le sérum de cheval, à pouvoir antitryptique (Voy. Suppurations), les abcès tuberculeux sont dépourvus de ce ferment. Artificiellement ajoutée au pus tuberculeux, la trypsine lui donnerait l'utile propriété d'attaquer le tissu malade, de déterger les lésions et d'exciter des réactions cellulaires utiles.

Utérus. — Nous avons signalé dans d'autres paragraphes (Voy. Menstruation, fibromes, métrites, salpingo-ovarites) certaines indications de l'opothérapie, relatives à des affections de l'utérus et de ses annexes. Voici ce qu'on peut dire de général à ce sujet.

L'opothérapie ovarienne tend à activer la circulation et la nutrition de l'utérus. On l'emploiera donc surtout pour stimuler cet organe. On l'emploiera également quand une affection utérine vient à susciter (ce qui est fréquent, d'après Dalché) des phénomènes d'insuffisance ovarienne (v. c. m., p. 97).

L'opothérapie thyroïdienne possède, au contraire, une action décongestive sur l'appareil utéro-ovarien : aussi donne-t-elle de bons résultats contre les métrorrhagies, les ménorrhagies.

Une place très importante doit être réservée à l'opothérapie mammaire, d'après les données dues à des gynécologues américains, et confirmées en France par les nombreuses et intéressantes recherches de Batuaud, Pochon, Luncz. Batuaud a bien montré que l'opothérapie mammaire, antagoniste de l'opothérapie ovarienne, est indiquée toutes les fois qu'il y a avance des règles, règles trop abondantes, règles trop prolongées ou hémorragies utérines intercalaires. On donne l'extrait mammaire par doses de 50 centigrammes : 3 à 4 doses par jour pendant les hémorragies, 2 doses pendant les périodes intercalaires. Cette médication, qui a l'avantage de n'offrir aucune toxicité, s'est montrée efficace dans 95 pour 100 des cas. Elle trouve une application dans diverses maladies : fibromes, polypes, rétention placentaire, sclérose utérine, salpingoovarites en évolution.

Urticaire. — L'opothérapie thyroïdienne a guéri des urticaires (L. Lévi et H. de Rothschild, Rovitsch).

Vessie. — D'après Serralach et Pares, l'opothérapie orchitique tonifie le sphincter vésical et peut guérir l'incontinence d'urine (Sur le traitement de l'incontinence nocturne essentielle, voy. Incontinence).

Vomissements. — Les vomissements de la grossesse ont été traités avec succès par l'opothérapie ovarienne (Boissard, Jayle, Spillmann), parfois par l'opothérapie surrénale (Silvestre).

IV

NOTIONS PRATIQUES GÉNÉRALES SUR LES TRAITEMENTS OPOTHÉRAPIQUES

Quelques notions générales s'appliquent à toute médication opothérapique.

Conduite du traitement opothérapique. — Il doit être assez prolongé.

En matière d'opothérapie, d'une façon générale, on doit prétendre à une action progressive, par des doses modérées et longtemps répétées, plutôt qu'à des effets immédiats. On a pour but, en effet, le plus souvent, de lutter contre la défaillance fonctionnelle d'un organe, et celui-ci n'est pas susceptible d'un relèvement immédiat, surtout s'il présente des altérations cellulaires tant soit peu intenses, toujours lentes à se réparer.

Aussi *faut-il mettre quelque persévérance dans le traitement opothérapique avant d'en apprécier l'action,* principalement lorsqu'il s'agit d'une maladie chronique. C'est ainsi, pour ne citer qu'un exemple, que dans le rhumatisme, le traitement thyroïdien, dont les effets sont souvent si remarquables, n'entraîne habituellement une amélioration appréciable qu'au bout d'un certain temps, souvent plusieurs semaines.

Suivant les résultats obtenus, on augmente ou l'on diminue les doses. C'est d'autant plus facile que la posologie opothérapique comporte une grande élasticité.

Élasticité de la posologie. — Les produits opothérapiques diffèrent des autres médicaments actifs en ce qu'ils sont des constituants normaux de l'organisme, et que, par suite, leur assimilation est réglée par des processus physiologiques préétablis. Aussi, d'une manière très générale, sont-ils *dépourvus de toxicité.*

Les doses que nous indiquerons sont celles qui sont habituellement nécessaires et suffisantes, mais on pourrait les doubler ou les tripler, surtout par ingestion, sans qu'il en résultât d'accidents toxiques. Cela donne une marge énorme aux essais thérapeutiques. Il n'y a d'exception que pour les produits *thyroïdiens* et *surrénaux,* dont les doses usuelles ne devront être augmentées que moyennant une surveillance attentive ; on en a, il est vrai, exagéré les inconvénients.

A quels intervalles de temps les produits opothérapiques seront-ils administrés ? — Cela ne semble pas avoir grande importance. Il est commode d'administrer les produits en 2 ou 3 doses, correspondant respectivement aux deux repas principaux et au petit repas matutinal.

L'action des médicaments opothérapiques étant lente et progressive, ce fractionnement des doses est plus que suffisant. On pourrait très bien, même, les administrer globalement chaque jour, en une fois ; on pourrait aussi, — cela serait commode parfois, nous le verrons, chez les enfants, — donner des doses inégales d'un jour à l'autre. Pourvu que la moyenne voulue soit atteinte dans l'espace des 48 heures, cela suffit parfaitement.

De quelle manière les produits opothérapiques seront-ils administrés ? — On a toute latitude. On peut faire ingérer les extraits secs en cachets, en comprimés, etc. On peut les délayer dans un aliment, dans une boisson quelconque. La seule précaution à prendre, c'est que cet aliment ou cette boisson n'aient pas une température supérieure à 50°, température qui altérerait certains produits.

La posologie suivant l'âge. L'opothérapie chez l'enfant. — Des remarques qui précèdent, il découle que l'administration des produits opothérapiques aux enfants est très facile, car on peut les mélanger à toute sorte d'aliment ou de boisson. Comme l'égalité des doses n'a pas besoin d'être rigoureuse d'une prise à l'autre, et même d'un jour à l'autre, il suffit de fractionner, fût-ce grossièrement, les doses que nous indiquerons (pp. 133 et suiv.) comme convenant à l'adulte, et de les accommoder à l'âge du sujet.

Les produits opothérapiques sont généralement administrés, chez l'adulte, en cachets ou en comprimés. Chez l'enfant, il est impossible de les donner sous cette forme, mais rien n'est plus facile que de libérer, pour l'usage, la poudre contenue dans un cachet ou de réduire en poudre un comprimé. La poudre obtenue sera mélangée à une boisson ou à un aliment quelconque.

Le problème est donc celui-ci : sachant ce qu'on devrait donner à l'adulte, établir la dose qui convient à un enfant, à tel ou tel âge.

Le tableau ci-après fournit les indications suffisantes à cet égard : pour obtenir la dose quotidienne voulue, on multipliera la dose d'adulte par un certain coefficient, que nous appelons dans ce tableau le coefficient posologique.

Ajoutons que l'enfant semble avoir une tolérance particulièrement bonne pour l'opothérapie, en sorte que les chiffres donnés ci-dessous sont plutôt à considérer comme un peu faibles.

Ajoutons encore qu'il n'est pas nécessaire que la dose journalière soit administrée en plusieurs fois, ni même qu'elle soit uniforme d'un jour à l'autre. Les médicaments opothérapiques étant d'action lente, il suffit que, n'importe comment, la quantité ingérée représente une certaine moyenne.

Ainsi, quand on administrera un cachet aujourd'hui, un demi-cachet demain, l'effet obtenu sera le même que si l'on administrait deux tiers de cachet aujourd'hui et autant demain, car, des deux manières, on obtient, pour la moyenne journalière des quarante-huit heures, un chiffre équivalent.

Le tableau indique, à titre d'exemple, le nombre de cachets ou de demi-cachets que l'on emploiera chaque jour, pour que la médication réalisée chez l'enfant corresponde aux cas où l'on utiliserait, chez l'adulte, soit deux, soit trois cachets d'un produit opothérapique donné.

	COEFFICIENT POSOLOGIQUE par rapport à la dose d'adulte prise comme unité.	CAS OU L'ADULTE prendrait 2 cachets par jour. RÉPARTITION en 48 heures.		CAS OU L'ADULTE prendrait 3 cachets par jour. RÉPARTITION en 48 heures.	
		Jours impairs.	Jours pairs.	Jours impairs.	Jours pairs.
15 ans et au-dessus (adultes).	1	2 cachets.	2 cachets.	3 cachets.	3 cachets.
10 ans.	$\frac{1}{2}$	1 —	1 —	1 —	2 —
5 ans.	$\frac{1}{3}$	$\frac{1}{2}$ —	1 —	1 —	1 —
2 ans et demi.	$\frac{1}{4}$	$\frac{1}{2}$ —	$\frac{1}{2}$ —	$\frac{1}{2}$ —	1 —

Au-dessous de deux ans et demi, on pourra multiplier la dose de l'adulte par le produit que donne le poids approximatif de l'enfant (en kilogrammes), multiplié par le nombre 0,02.

Soit le cas d'un enfant âgé de cinq ans environ. Pour connaître la quantité journalière de produit qui lui convient, on multipliera par un tiers celle qui conviendrait au sujet âgé de 15 ans et plus ; c'est-à-dire qu'elle sera trois fois plus faible. Supposons que le médecin utilise des cachets opothérapiques, dont il donnerait à un adulte deux par jour, c'est-à-dire quatre en quarante-huit heures : une des colonnes du tableau montre comment il pourra, en pareil cas, fractionner le contenu de tels cachets. Une autre colonne montre comment il pourrait réaliser, chez ce même enfant de 5 ans, une ration opothérapique qui correspondrait, chez l'adulte, à trois cachets par jour.

Insistons encore sur ce point, que le fractionnement n'a pas besoin d'être rigoureux : l'emploi d'une balance serait tout à fait superflu, car de légers écarts de dose, entre deux prises successives, se compensent réciproquement.

Choix de la médication opothérapique. — Les indications que nous avons formulées dans la troisième partie (p. 40 et suiv.) guideront le choix à faire.

En dehors des applications utiles déjà établies par des expériences cliniques antérieures, le praticien pourra très bien être conduit à en imaginer de nouvelles, d'autant plus que la méthode opothérapique, nous l'avons déjà dit, présente en général une innocuité remarquable, et permet de multiplier, sans autre risque qu'un simple échec, les tentatives thérapeutiques, surtout dans les cas qui résistent aux médications les plus usuelles. On s'inspirera, en pareil cas, des notions générales que nous avons résumées dans la 2e partie (p. 18), sur les propriétés essentielles des différents extraits, et tout spécialement de la règle d'après laquelle l'extrait d'un organe tend à réveiller et à soutenir la fonction de l'organe correspondant. Chez tel malade, tel organe est-il particulièrement défaillant, l'opothérapie appropriée trouve alors une indication logique *a priori*.

On remarquera, en parcourant la liste des indications reconnues à l'opothérapie, que parfois une même maladie a pu être traitée avec succès par plusieurs médications opothérapiques. Cela n'a rien, en soi, qui doive choquer. Certains extraits, en effet, ont des propriétés analogues, qui expliquent une ressemblance de leurs indications thérapeutiques. Ainsi, l'extrait surrénal et l'extrait hypophysaire, qui sont l'un et l'autre des excitants cardio-vasculaires, trouvent tous deux emploi contre l'état de collapsus. Ainsi, dans l'ostéomalacie, comme nous l'avons dit plusieurs extraits se sont montrés incontestablement efficaces, et peut-être cela tient-il à une propriété récalcifiante que divers faits permettent d'assigner à ces extraits divers (p. 97).

En outre, grâce aux réactions interglandulaires, on conçoit très bien qu'une modification donnée d'un organe puisse être engendrée non seulement par l'extrait correspondant, directement, mais aussi par tel ou tel autre extrait, indirectement ; en sorte que le même processus curateur puisse être suscité, en définitive, par plusieurs procédés d'opothérapie. S'étonne-t-on que dans certains cas de cardiopathie la digitale ait réussi, et dans d'autres cas analogues le strophantus ?

Opothérapie complexe. — Il peut y avoir utilité, dans quelques cas, à associer ensemble plusieurs extraits opothérapiques, ainsi que L. Rénon et A. Delille, notamment, l'ont montré. Voici pourquoi :

1° Certaines sécrétions sont associées entre elles fonctionnellement. Ainsi, la sécrétion *interne* du duodénum fournit la sécrétine qui fait sécréter le pancréas, et d'autre part la sécrétion non plus interne, mais *externe* du même organe duodénum active l'action digestive protéolytique du suc pancréatique. De là l'idée d'associer l'extrait duodénal à l'extrait pancréatique (Hallion).

2° Il peut y avoir insuffisance simultanée de plusieurs organes, soit que la même cause les ait altérés parallèlement, soit que, par suite d'une solidarité fonctionnelle, la déchéance de l'un ait déprimé le fonctionnement des autres.

A ces cas correspondent les faits d'insuffisance pluriglandulaire étudiés dans ces derniers temps (Claude, Rénon et A. Delille, etc.), et que l'on traite logiquement, cela va de soi, par une opothérapie pluriglandulaire.

3° Les extraits de deux organes, A et B, peuvent jouir, vis-à-vis d'une fonction donnée, d'une action réciproquement antagoniste. De là une source d'indications pour l'opothérapie complexe. Exemple : l'extrait d'hypophyse semble déprimer le fonctionnement du corps thyroïde, tandis que l'extrait thyroïdien exalte ce même fonctionnement. Si donc l'extrait hypophysaire, administré de façon prolongée, venait à entraîner quelque peu d'hypothyroïdie, on pourrait néanmoins en continuer l'emploi; il suffirait pour cela de contrebalancer l'action dépressive du traitement hypophysaire à l'égard du corps thyroïde par l'action excitante d'un traitement thyroïdien, qu'on associerait au premier.

Dans un autre cas, où le traitement thyroïdien entraînerait, au contraire, une hyperthyroïdie inopportune, on combattrait ce dernier effet par l'administration simultanée de l'hématoéthyroïdine (Rénon), qui réprimerait cette hyperthyroïdie.

Rénon et A. Delille ont rapporté plusieurs observations où l'association opothérapique de deux extraits, dans les diverses éventualités qui précèdent, avait produit des résultats avantageux, que ne déterminait pas, tout au moins au même degré, l'administration isolée de l'un quelconque des extraits composants.

L'opothérapie associée à d'autres médications. — Aucune médication, ce semble, n'est incompatible avec l'opothérapie. Rien donc ne s'oppose à ce que l'on combine la médication opothérapique à toute autre qui pourrait être utile pour son compte.

Citons, par exemple, l'emploi des iodures et des arsenicaux, qui s'alliera très bien au traitement thyroïdien ; citons encore l'association des médications arsenicale et ferrugineuse avec la médication par la moelle osseuse ou par l'extrait de rate, dans la cure des anémies.

Les contre-indications de l'opothérapie. — Il n'y a pas de contre-indications générales à la méthode opothérapique ; il n'y a que des contre-indications particulières à l'emploi de certains extraits ; nous les avons signalées déjà, auprès des indications. Elles sont faciles à prévoir et procèdent d'un seul principe : éviter d'administrer, à un malade qui souffre d'un désordre déterminé, un extrait que l'on sait capable d'accentuer ce désordre. En vertu de ce principe, on évitera la médication surrénale chez les hypertendus, la médication thyroïdienne chez les hyperthyroïdés : si cette règle n'est pas absolue, tout au moins ne doit-on s'en départir qu'avec circonspection.

V.

POSOLOGIE DES DIVERS EXTRAITS

Les doses que nous allons indiquer, à propos de chaque organe, se rapporteront, sauf avis particulier, à l'ingestion d'*extrait sec total*. L'opothérapie, au moins sous cette forme, est toujours parfaitement tolérée. Aucun extrait n'est toxique, même à des doses qui excèdent beaucoup celles que nous indiquerons comme usuelles. Nous ne ferons à ce sujet qu'une légère réserve, relative uniquement à l'opothérapie thyroïdienne.

Nous signalerons toutefois l'opothérapie par pulpe d'*organe frais*, dans les cas particuliers où celle-ci reste encore assez communément utilisée.

Nous aurons à mentionner quelques préparations *glycérinées* qui s'administrent par ingestion.

Quant aux *extraits injectables*, — le sérum étant mis à part, — ils sont aujourd'hui peu employés; sauf en quelques cas que nous rappellerons. Ceux que nous aurons en vue sont les extraits en solution glycérinée, préparés par la méthode de Brown-Séquard et d'Arsonval et généralement délivrés en ampoules scellées.

O. biliaire. — Par ingestion : deux doses de 0 gr. 10, ou mieux 0 gr. 20 par jour, aux repas. Au besoin ces quantités pourraient être beaucoup dépassées.

En lavements ou suppositoires, 0 gr. 30 à 3 grammes de bile desséchée.

Chez les nourrissons, 2 doses de 0 gr. 05 par jour dans le lait (Barbier).

O. duodénale. — L'extrait sec de muqueuse duodénale (eukinase) est généralement administré en capsules de gluten, dosées à 0 gr. 20, ou en granulé au gluten ; parfois on se contente de le prendre en nature, dans des cachets.

Cet extrait se prend, pour commencer, à doses relativement fortes : un centigramme de substance active (soit 5 capsules) après chaque repas, pendant 4 ou 5 jours. Ensuite, on en diminue la dose et souvent on peut se contenter finalement de 2 capsules par repas.

La forme granulée, qui avait été primitivement réservée à la thérapeutique infantile, peut aussi être employée chez l'adulte. De même la poudre en cachets.

O. entérique. — Extrait sec : 2 à 3 doses de 0 gr. 25 par jour.

O. par le Foie. — Voy. O. hépatique.

O. ganglionnaire. — Injections : 1 à 5 cc. d'ext. glycériné par jour dans les infections (Vidal).

Extrait sec : 2 à 3 doses de 0 gr. 50 par jour.

O. gastrique. — Ext. sec : 2 à 3 doses de 0 gr. 50 par jour.

O. hématoéthyroïdienne. — L'hémato-éthyroïdine (Carrion et Hallion) réalise la médication sérothérapique du goitre exophtalmique et des états d'hyperthyroïdation, par la méthode de Ballet et Enriquez, dont nous avons indiqué le principe (p. 23).

P. Sainton, dans son rapport au Congrès de Médecine de 1907, résume dans les termes suivants les modes d'administration de l'hémato-éthyroïdine recommandés par différents observateurs :

« La dose qui a été employée varie entre deux et six cuillerées à café par jour. »

Enriquez conseille d'élever progressivement la dose, de 3 cuillerées à café jusqu'à 9 cuillerées à café par jour. Il fait prendre, à chacun des 3 repas, « une cuillerée à café pendant la première semaine, deux cuillerées à café pendant la deuxième, trois cuillerées à café (une cuillerée à soupe) la troisième.

« Oulmont prescrit successivement trois cuillerées à café, trois cuillerées à dessert, trois cuillerées à soupe pendant trois mois.

« Chauffard, Huchard, Claude, Claisse font prendre trois à cinq cuillerées à café pro die.

« Le traitement n'est pas continué indéfiniment ; il est occupé par des périodes de repos, soit d'un ou deux jours par semaine (Claude), soit d'une semaine, ou même de plusieurs mois (Enriquez et Oulmont).

« Le guide le plus sûr est le résultat obtenu ; quand

l'amélioration est considérable, les périodes de repos sont espacées. Les doses sont variables dans chaque cas, suivant la réaction individuelle du sujet à l'hémothérapie » (Sainton).

L'hémato-éthyroïdine se donne aussi sous forme d'extrait sec, en cachets de 0 gr. 50 (3 par jour).

Le sérum dit de Mœbius (sérum de mouton éthyroïdé) se donne à la dose de 5 à 10 centim. cubes par jour.

O. hépatique. — A. Médication intensive. — Foie frais (de porc) : 100 à 200 grammes par jour, en pulpe, ou en macération (par ingestion, quelquefois par lavement).

Extrait sec de foie : 10 à 15 grammes par jour, délayés dans du bouillon tiède (non chaud) ou répartis en cachets.

B. Médication a doses faibles. — A employer dans les cas moins graves, ou pour entretenir une amélioration déjà acquise.

Exemple : extrait sec, 2 à 4 grammes par jour, entre les accès. Parfois, on se contente de 2 à 3 doses de 0 gr. 50 par jour.

O. hypophysaire. — Extrait sec : 2 à 3 doses de 0 gr. 10. Cette quantité suffit généralement, mais on peut la dépasser ; l'extrait n'est pas toxique, même à doses plus fortes.

O. intestinale. — Voy. O. entérique et O. duodénale.

O. mammaire. — Extrait sec : 2 à 4 doses de 0 gr. 50 par jour. Aucune toxicité.

O. médullaire. — Pulpe glycérinée de moelle osseuse *fœtale* : 1 ou 2 cuillerées à café par jour. diluées dans un liquide quelconque froid ou tiède, pas chaud.

Extrait sec de moelle *fœtale* : 2 à 3 doses de 0 gr. 10 par jour (beaucoup plus s'il ne s'agit pas strictement de moelle fœtale).

Faute de mieux, moelle de veau (moins active), crue : 50 à 100 grammes.

Aucune toxicité.

O. musculaire. — On emploie généralement la viande pulpée ou le suc de viande.

O. nerveuse. — Extrait glycériné injectable : 1 à 2 centimètres cubes par jour.

Extrait éthéré, en émulsion ou en solution dans l'huile au titre de $\frac{1}{10}$ (« cérébrosine » du Dr Page) : injections de 2 ou 3 centimètres cubes par jour.

O. ovarienne. — Extrait sec total : 2 à 3 doses de 0 gr. 20 par jour.

Extrait sec de corps jaune : doses moitié moindres.

Ces doses peuvent être beaucoup augmentées au besoin.

O. orchitique. — Extrait orchitique sec : 2 à 3 doses de 0 gr. 30 par jour.

On a surtout employé l'extrait injectable glycériné (méthode de Brown-Séquard) : une injection de 2 centimètres cubes tous les jours ou tous les deux jours.

O. pancréatique. — La posologie est assez variable suivant les cas, suivant les résultats constatés à l'essai et suivant le produit employé. Les chiffres que nous allons indiquer pourront être dépassés sans inconvénient, s'il y a lieu.

Extrait sec de pancréas : 2 à 3 doses de 0 gr. 50.

Extrait de pancréas associé à l'extrait duodénal (pancréatokinase) en capsules de gluten : 5 à 10 capsules par jour, puis une dose moindre si cette dernière se montre suffisante. Chez l'enfant, même produit, soit en granulé au gluten, soit tel quel, en cachets dont on délaie le contenu dans un aliment.

Pancréas frais : un demi-pancréas de veau, cru, en pulpe. On peut aussi l'administrer à la façon d'un lavement alimentaire. Se rappeler que cet organe est très altérable ; pour peu que sa fraîcheur ne soit pas parfaite, il peut provoquer des accidents toxiques, ce qui fait généralement préférer l'extrait sec.

O. parathyroïdienne. — Extrait sec : 2 à 3 doses par jour, correspondant chacune à un demi-centigramme d'organe frais. Cette quantité pourra être augmentée au besoin.

O. placentaire. — Extrait sec : 2 à 3 doses d'un gramme.

O. prostatique. — Extrait sec : 2 à 3 doses de 0 gr. 25.

O. pulmonaire. — Ext. sec : 2 à 3 d. de 0 gr. 50.

O. par la rate. — Voy. O. splénique.

O. rénale. — Extrait sec : 2 à 3 doses de 0 gr. 50 par jour.

Rein frais de porc, en pulpe : 1, 2 ou 3 reins qu'on fait macérer *à la glacière* dans un demi-litre d'eau physiologique, pendant 4 heures ; on décante, on fait ingérer le liquide obtenu, en 2 ou 4 fois dans les 24 heures ; ne pas continuer le traitement pendant plus de 8 jours. On a aussi administré la pulpe d'un demi-rein délayé dans un liquide (à prendre le matin, à jeun).

O. sérique.

Sérum chauffé. — Le sérum de cheval chauffé (Raymond Petit) est en ampoules. Il peut aussi être livré à l'état sec, ce qui est commode. Une dilution de 1 gramme de sérum sec dans 10 grammes d'eau reproduit sensiblement le sérum primitif.

On l'emploie en pansements ou en injections, pour stimuler la leucocytose locale dans les cas de suppuration. Exemple : par le drain d'une plaie, on verse 20 à 40 centimètres cubes de sérum, au besoin plusieurs jours de suite.

Sérum frais de cheval aseptique, non chauffé. — Contre les hémorragies : en injections intraveineuses (10 à 15 centimètres cubes) ou hypodermiques (20 à 30 centimètres cubes). On peut renouveler au bout de 48 heures.

A défaut d'autre, on pourrait employer du sérum antidiphtérique.

Le sérum d'animal normal peut engendrer les mêmes accidents que le sérum d'un animal immunisé, accidents qui sont bien connus du médecin depuis que l'emploi du sérum antidiphtérique est si répandu. Ce sont les *accidents sériques*.

Ces accidents sont généralement tardifs, survenant au bout de 8 jours au moins après la première injection : fièvre, troubles nerveux, exanthèmes (urticaire), adénopathies, œdèmes, albuminurie. C'est *la maladie du sérum*, heureusement bénigne dans l'immense majorité des cas. Généralement, ce n'est pas à la suite de la première injection que des troubles se manifestent, mais à l'occasion d'une nouvelle injection, qui suit la précédente à huit jours d'intervalle ou plus ; et dans ce dernier cas, les troubles sont plus prompts à se manifester que ceux auxquels donne lieu l'injection initiale : c'est là un effet d'anaphylaxie.

A la vérité, la pratique de la sérothérapie montre que, sauf en de rares exceptions, les accidents sont nuls ou anodins. Il faut du moins en connaître la possibilité, chez certains sujets particulièrement susceptibles, principalement.

Le sérum (liquide ou desséché) n'a plus du tout ces inconvénients quand on l'administre par les voies digestives ou qu'on l'applique en pansements pour stimuler la leucocytose dans les plaies ou favoriser localement la coagulation du sang.

Sérum veineux rénal. — Employé contre les complications urémiques des néphrites (J. Teissier, de Lyon) en injections sous-cutanées (abdomen).

D'abord une à 3 injections de 10 à 20 centimètres cubes par jour ; ensuite 10 centimètres cubes tous les 2 ou 3 jours, puis tous les 5 jours. Quelquefois il en résulte de l'urticaire ou d'autres accidents sériques, dont on diminuerait le risque en donnant du citrate de calcium (1 gramme par jour).

O. splénique. — 2 à 3 doses d'un gramme ou de 0 gr. 50 d'extrait sec par jour. Aucune toxicité.

O. surrénale. — On emploie les produits surrénaux pour l'usage interne (ingestion, injections) et pour l'usage externe, lequel, au fond, n'appartient plus à l'opothérapie proprement dite. Dans les deux cas on utilise soit l'extrait surrénal total, soit l'adrénaline, qui est une partie constituante de cet extrait. L'adrénaline est généralement sous forme de solution de chlorhydrate, additionnée d'un excès d'acide chlorhydrique, qui assure sa solubilité et, dans une certaine mesure, sa stabilité. Sachant qu'une goutte normale de cette solution représente $\frac{1}{20}$ de milligramme d'adrénaline, on obtient *ab libitum*, par simple dilution dans l'eau salée physiologique, les titres plus faibles.

Extrait total. — Pour l'opothérapie proprement dite, l'extrait sec total nous paraît en général préférable, — nous avons dit pourquoi, — à l'adrénaline seule. Il possède d'ailleurs les propriétés de l'adrénaline, puisque avec d'autres substances spécifiques utiles, il contient l'adrénaline elle-même, sous une forme particulièrement stable, et, semble-t-il, relativement *peu toxique*. C'est lui que recommandent de préférence E. Sergent, L. Martin, Castaigne et Parisot. Ration habituelle : 2 à 3 doses de 0 gr. 30. Sergent intercale volontiers 2 ou 3 jours de repos entre des périodes de 10 à 12 jours de traitement.

A ces doses, et même à doses plus fortes, l'extrait surrénal n'offre pas de toxicité appréciable.

Adrénaline. — Pour l'usage externe, l'adrénaline est d'un emploi commode. On l'applique sur les surfaces hyperémiées pour diminuer la congestion, ou sur les plaies saignantes pour déterminer l'hémostase. A cet effet, on dilue généralement la solution mère (qui est à $\frac{1}{1\,000}$) en y ajoutant de la solution salée physiologique dûment aseptique ; les titres des solutions les plus employées sont entre 1 pour 2 000 et 1 pour 5 000.

On emploie aussi l'adrénaline à l'intérieur. A cause de sa toxicité, — qui, par injections *intraveineuses*, est considérable (Bouchard et Claude) et peut produire, outre de l'œdème pulmonaire aigu, des lésions d'athérome (Josué), — on recommande de ne pas dépasser la dose d'un milligramme en injections hypodermiques. Josué conseille plutôt un demi-milligramme, hors le cas d'urgence. On a recommandé, en outre, de ne pas faire durer le traitement, autant que possible, plus d'une ou deux semaines seulement. Il ne faut rien exagérer cependant ; c'est ainsi que Léon Bernard a pu faire, sans accidents, répéter 180 fois une injection d'un milligramme, avec des intervalles de 2 jours entre 2 injections successives.

Par ingestion, les auteurs les plus timides indiquent 1 milligramme comme dose journalière. Mais Netter donne couramment 1 milligramme 1/2, même chez les enfants, et E. Sergent n'a pas observé d'inconvénients avec 5 à 6 milligrammes.

En tout cas, s'il est vrai que les doses précédentes d'adrénaline soient proches de la dose toxique quand on utilise cette substance à l'état isolé, il est certain que si l'on emploie l'extrait surrénal total, l'adrénaline de cet extrait est beaucoup mieux tolérée, même à doses relativement bien plus grandes.

O. thymique. — Extrait sec : chaque jour 2 à 3 doses d'un gramme.

O. thyroïdienne. — Maintenant que le traitement thyroïdien est courant et très employé, on se demande comment il a pu, pendant si longtemps, inspirer à beaucoup de praticiens des craintes fort excessives. L'extrait thyroïdien, en effet, est infiniment moins dangereux qu'une foule de médicaments que le praticien emploie tous les jours : la morphine, la digitaline par exemple, sont bien autrement redoutables. En réalité, les accidents du traitement thyroïdien sont des plus faciles à éviter, du moins lorsqu'on utilise des produits convenablement préparés, et surtout lorsque le malade ne se dispense pas de consulter son médecin, ce qui n'arrive que trop souvent.

Vu l'importance croissante des applications de

l'opothérapie thyroïdienne, nous devons entrer dans quelques détails.

Modalités. — Les injections sous-cutanées sont aujourd'hui abandonnées. L'emploi de l'organe frais (un lobe ou un demi-lobe de corps thyroïde de mouton) offre des inconvénients, expose même à des mécomptes, sans aucun avantage appréciable ; on y a presque entièrement renoncé.

L'iodothyrine, bien que son efficacité soit réelle, a perdu, avec raison, une partie de son crédit, car il est démontré qu'elle ne représente pas tous les constituants spécifiques de la glande.

Le meilleur mode d'opothérapie paraît être réalisé par l'extrait sec total.

DOSES. — Des milliers d'observations, concernant les crétins et myxœdémateux, ont permis de regarder comme ration journalière généralement bien supportée, chez l'adulte, 20 à 30 centigrammes, soit 2 à 3 doses de 0 gr. 10 d'extrait sec (équivalant environ à 5 fois son poids d'organe frais). Toutefois, cette ration n'est pas parfaitement tolérée par tous les sujets. Aussi est-il sage de commencer par une seule dose de 10 centigrammes, et de monter à 2 ou 3 doses au bout de quelques jours. Il faut d'ailleurs continuer de surveiller le traitement, de manière à le diminuer ou à le suspendre si des signes d'intolérance viennent à se manifester.

Dans la plupart des autres circonstances, aujourd'hui très nombreuses, où le traitement thyroïdien est employé, les doses précédentes doivent être considérées en général comme des maxima, bien que l'on relève, dans un bon nombre d'observations, des chiffres deux ou trois fois plus élevés et maintenus pendant des mois.

Souvent, d'après L. Lévi et H. de Rothschild, il suffira même de doses très faibles, jusqu'à quatre fois plus faibles que les doses courantes, pour obtenir de bons résultats.

Ces auteurs ont insisté sur l'opportunité particulière des petites doses dans certaines circonstances, savoir : 1° au début du traitement (période d'adaptation), pour éprouver la susceptibilité du malade ; 2° à la fin, comme *doses d'entretien*, chez des sujets déjà améliorés ; 3° quelquefois pendant toute la durée du traitement : quand il existe du nervosisme ou quand l'hypothyroïdie se mélange d'hyperthyroïdie, état complexe qui ressortit à ce qu'ils ont appelé l'instabilité thyroïdienne.

De l'intolérance pour l'opothérapie thyroïdienne. — L'intoxication thyroïdienne médicamenteuse présente une similitude très grande, quoique partielle, avec la maladie de Basedow. Pour l'éviter, il suffit de suspendre momentanément le traitement dès qu'elle se manifeste. Or, elle n'apparaît pas brutalement. Elle s'annonce d'abord par de la nervosité, de l'agitation, de l'insomnie, ensuite par de la tachycardie, des palpitations. De ces indices, les premiers peuvent n'avoir pas grande valeur, d'autant plus que l'autosuggestion risque, à elle seule, de les produire, lorsque le malade est averti de leur possibilité. L'indice le plus important (encore que l'influence émotive y puisse contribuer), c'est l'accélération du pouls. Il faut diminuer ou suspendre la médication quand le pouls dépasse 100 ou du moins 120 par minute : moyennant ce principe si simple, aucun incident à craindre.

Contre-indications. — Il n'y a, semble-t-il, aucune contre-indication, si ce n'est l'état d'hyperthyroïdie et la maladie de Basedow. Encore cette contre-indication n'est-elle pas absolue, et même dans la maladie de Basedow, la médication thyroïdienne a paru produire parfois, — est-ce par action régulatrice ou autrement ? — de bons résultats ; c'est toutefois l'exception, et le contraire est plus fréquent.

En tout cas, une surveillance attentive, chez le Basedowien, est nécessaire. Il en est de même en cas de nervosisme excessif et surtout s'il existe une cardiopathie, quelle qu'elle soit, à cause de l'action des produits thyroïdiens sur le cœur.

TABLE DES MATIÈRES

I. — Principes généraux de l'opothérapie.

II. — Propriétés des divers organes et de leurs extraits.

III. — Indications de l'opothérapie.

IV. — Notions pratiques générales sur les traitements opothérapiques.

V. — Posologie des divers extraits.

CHARTRES. — IMPRIMERIE DURAND, RUE FULBERT.

consommation journalière usuelle comporte *2 à 3 cachets*. Le malade, comme le médecin, n'a dès lors qu'une formule à retenir : **Un cachet par repas,** en comptant, ou non, le petit déjeuner, suivant l'intensité de la médication à réaliser.

Cette simplification, très pratique, évite toute erreur de mémoire.

EXTRAITS (Poudres d'organes) :	DOSES par CACHET —	LA BOITE de 24 CACHETS —
Biliaire (fiel de bœuf).	0gr,10	4fr, »
» »	0 20	6 »
Corps jaune.	0 10	6 »
Duodénal (voy. eukinase).		
Entérique.	0 50	5 »
Eukinase.	0 50	5 »
Ganglionnaire.	0 50	5 »
Gastrique.	0 50	5 »
Hématoéthyroïdine (poudre). . . .	0 50	6 »
Hépatique (1).	0 50	4 »
Hypophysaire.	0 20	6 »
Mammaire.	0 50	4 »
Médullaire (moelle osseuse fœtale). .	0 20	4 »
Ovarien total.	0 20	4 »
Orchitique.	0 30	4 »
Pancréatique.	0 50	5 »
Pancréatokinase.	0 50	5 »

(1) Pour hautes doses, paquets de 5 grammes.

	DOSES par CACHET	LA BOITE de 24 CACHETS
Parathyroïdien	$0^{gr},001$	6^{fr}, »
Placentaire	0 50	6 »
Prostatique	0 25	4 »
Pulmonaire	0 50	5 »
Splénique	0 50	5 »
Surrénal	0 30	6 »
Thymique	0 50	5 »
Thyroïdien (spécifier la dose)	0 025	2 »
» (spécifier la dose)	0 05	3 »
»	0 10	4 »

PRODUITS OPOTHÉRAPIQUES CARRION
LIQUIDES A INGÉRER

Extrait de moelle osseuse. — Moelle **fœtale** épiphysaire pulpée, glycérinée.

Le flacon de 15 grammes : 2 francs.

Extraits liquides non conservables, divers ; préparés et livrés par le laboratoire pour être consommés dans la journée, tels que : **plasma musculaire, macération de rein,** etc.

Hématoéthyroïdine : préparée avec le sang d'animaux éthyroïdés.

Le flacon de 125 grammes : 12 francs.

Dyspeptine du Dr Hepp.

L'étui de 2 flacons : 3 fr. 60.

EUKINASE ET PANCRÉATOKINASE

L'eukinase (extrait duodénal) est en capsules de $0^{gr},20$ et en granulé. — Le flacon de 50 capsules ou de granulé : 5 francs.

De même la **pancréatokinase** (extrait duodénal et pancréatique).

PRODUITS OPOTHÉRAPIQUES CARRION STÉRILISÉS INJECTABLES

Tous produits opothérapiques injectables en ampoules de 2 centimètres cubes (une injection toutes les 24 ou 48 heures).

Ces produits sont préparés par la méthode de Brown-Séquard et d'Arsonval. Sur demande, le laboratoire en prépare aussi sans glycérine.

La boîte de six : 6 francs.

Les ampoules d'extrait parathyroïdien sont d'un centimètre cube.

La « cérébrosine » (extrait nerveux) du Dr Page est en ampoules de 1 et de 2 centimètres cubes. Les six : 6 francs et 7 fr. 50.

Sérum veineux rénal. L'ampoule de 10 centimètres cubes : 10 francs.

Sérum de cheval en ampoules de 10 centimètres cubes (2 francs) et de 20 centimètres cubes (4 francs). — Ce sérum est de deux sortes : chauffé (sérum de R. Petit) et non chauffé. Sauf avis, c'est le sérum non chauffé que le Laboratoire délivre.

www.ingramcontent.com/pod-product-compliance
Ingram Content Group UK Ltd.
Pitfield, Milton Keynes, MK11 3LW, UK
UKHW020334230726
13925UKWH00002B/799